中医临床医生圆桌会

林胜友　王文龙◎主编

第一集

中国中医药出版社

·北京

图书在版编目（CIP）数据

中医临床医生圆桌会·第一集 / 林胜友，王文龙主编 . —北京：
中国中医药出版社，2025.5
ISBN 978-7-5132-8370-0

Ⅰ.①中…　Ⅱ.①林…　②王…　Ⅲ.①中医学—普及
读物　Ⅳ.① R2-49

中国国家版本馆 CIP 数据核字（2023）第 176413 号

中国中医药出版社出版

北京经济技术开发区科创十三街 31 号院二区 8 号楼
邮政编码　100176
传真　010-64405721
廊坊市佳艺印务有限公司印刷
各地新华书店经销

开本 710×1000　1/16　印张 10.75　字数　143 千字
2025 年 5 月第 1 版　2025 年 5 月第 1 次印刷
书号　ISBN 978-7-5132-8370-0

定价　60.00 元
网址　www.cptcm.com

服务热线　010-64405510
购书热线　010-89535836
维权打假　010-64405753

微信服务号　zgzyycbs
微商城网址　https://kdt.im/LIdUGr
官方微博　http://e.weibo.com/cptcm
天猫旗舰店网址　https://zgzyycbs.tmall.com

如有印装质量问题请与本社出版部联系（010-64405510）

《中医临床医生圆桌会》
编者名单

（以姓氏笔画为序）

丁纪元 （杭州市红十字会医院　主任医师）

丁彩飞 （杭州市红十字会医院　主任中医师）

马　景 （杭州市中医院　副主任中医师）

王　珏 （杭州市中医院　副主任医师）

王　曾 （浙江中医药大学　中医师）

王文龙 （杭州市肿瘤医院　副主任医师）

王宇晖 （杭州市中医院　主任中医师）

王哲藤 （胡庆余堂　主治医师）

王翀敏 （杭州市中医院　主任中医师）

王彬彬 （浙江省中医院　主任医师）

王瑞明 （杭州市中医院　主任中医师）

邓德厚 （浙江省肿瘤医院　副主任医师）

石森林 （浙江中医药大学　教授）

叶　蔚 （杭州市中医院　主任中医师）

代　琳 （济宁市兖州区中医医院　主治医师）

包自阳 （杭州市中医院　主任中医师）

包烨华 （杭州市中医院　主任中医师）

成文武 （复旦大学附属肿瘤医院　主任医师）

朱　斌 （浙江省人民医院　主任医师）

朱文宗 （温州市中医院　主任中医师）

朱晓华 （杭州市中医院　主任中医师）

朱黎红 （杭州市中医院　主任中医师）

刘小平 （新昌县中医院　主任医师）

刘振东 （浙江省中医院　副主任医师）

刘清华 （福建中医药大学　副教授）

刘鲁明 （复旦大学附属肿瘤医院　主任医师）

齐明友 （磐安县第二人民医院　副主任医师）

关新军 （湖州市中医院　主任中医师）

许建新 （长兴县中医院　主任中医师）

孙志刚 （郑州市中医院　主治医师）

苏赵威 （建德市中西医结合医院　医师）

李　涛 （杭州市中医院　副主任中医师）

李秋芬 （杭州市中医院　副主任中医师）

李景琦 （杭州明州脑康康复医院　主任医师）

杨伟莲 （杭州市临平区中西医结合医院　副主任中医师）

杨观虎 （美国络病学会　教授）

杨晨光 （陕西省中医医院　主任中医师）

吴炳辰 （长兴县中医院　副主任中医师）

邱芳晖 （杭州市老年病医院　副主任中医师）

余志怡 （金华市婺城区人民医院　副主任医师）

汪丽丹 （浙江中医药大学　医师）

沈敏鹤 （浙江省中医院　主任中医师）

张一鸣 （济宁市第一人民医院　医师）

张永华 （杭州市中医院　主任中医师）

张炜华 （台州市中医院　医师）

陆金华 （杭州市中医院　主治医师）

陈　杰 （杭州市中医院　副主任中医师）

陈　健 （浙江中医药大学　教授）

陈叶青 （杭州市中医院　主治医师）

陈启兰 （杭州市中医院　主任中医师）

陈海玲 （杭州市中医院　主任中医师）

林小平 （浙江大学医学院附属第二医院　副主任医师）

林日阳 （杭州市中医院　副主任医师）

林胜友 （浙江省中医院　主任中医师）

金九如 （杭州市中医院　主任中医师）

周　敏 （杭州市中医院　主任中医师）

周天梅 （浙江省立同德医院　主任中医师）

庞德湘 （浙江中医药大学附属第二医院 主任中医师）

郑文龙 （杭州市中医院 主任中医师）

赵宏利 （杭州市中医院 主任中医师）

赵海燕 （浙江中医药大学附属第三医院 副主任中医师）

胡一舟 （胡庆余堂 主治医师）

俞东容 （杭州市中医院 主任中医师）

骆学新 （绍兴市柯桥区中医医院 主任中医师）

顾锡冬 （浙江省中医院 副主任医师）

徐 红 （杭州市中医院 主任中医师）

徐新鹏 （杭州市中医院 副主任中医师）

高文仓 （浙江中医药大学附属第二医院 副主任中医师）

黄芳芳 （德清县人民医院 主任医师）

章 勤 （杭州市中医院 主任中医师）

彭 伟 （山东省中医院 主任医师）

蒋丽园 （杭州市中医院 副主任中医师）

嵇 冰 （湖州市中医院 主任医师）

傅 骞 （杭州市中医院 副主任中医师）

赖双玲 （树兰杭州医院 副主任医师）

蔡苑如 （浙江中医药大学附属第二医院 主任医师）

潘善余 （江山市中医院 主任医师）

前　言

医者，非仁爱之士不可托，任应秋先生云"医相无二，活国在于活人"。浙派中医源远流长，千余年前，陈无铎公创立永嘉医派，为浙派医学之肇始。自此以降，名医辈出，王执中、朱丹溪、杨继洲、张景岳、张志聪、赵学敏、魏之琇、俞根初、王孟英、曹炳章、叶熙春、何任、潘国贤、蒋文照、朱古亭、宋光济等，皆医门巨子，星河灿烂，垂裕后昆，光耀杏林。今有国医大师葛琳仪、王永钧光前裕后，继往开来；肖鲁伟、范永升、王晓鸣诸君高举浙派中医大旗，砥砺领衔，引领后学。传承创新，溯源与光大并举，临床与研究同行。中医之道甚微，一方一药皆有其妙，若非久经临证，不能明其妙、神其用，古人云"医不三世，不服其药"，用心精微以至于是；是以习医常须切磋琢磨，以提高术业。

余从事中医 30 余年，临证之间常有恍然之悟，亦有长期不解之困。开卷有益，假互联网技术，创立浙派中医岐黄术业群，线上讨论中医问题。群中师友相互问难，每多精彩讨论。有经典名方应用经验，有各自临床心得体会，以临床实用为出发点，各述其见，毫无空泛之论。现选取众多讨论中具有普遍性和代表性的 17 个讨论主题，如失眠、梅核气、潮热出汗、咳嗽、发热、反酸、便秘等症状或疾病，汇编成册。是书涉及内容均为临床常见、辨证细微、用药选方极需技巧之问题。中药的耐药性、中药的口感等问题未被医界普遍重视，需要医者加以认识和提高。服药忌口、毒副作用则为患者所关切。对于中医学习者而言，如何在跟诊学习中快速掌握老师经验，则是学生常有之困惑。是以本书无论中医药初学者、中医长期从业者、患者等，均可展卷获益。

本书每个主题均以自由讨论的方式进行，涉及内容皆原汁原味未做修饰调整，真实记载；有见解独到处，也可能局限于个人的经验及理解，有不足及偏颇处，还望读者提出宝贵意见，以便再版时修订完善。

本书适合中医、中西医结合专业医生、研究生以及对中医学感兴趣的广大中医爱好者阅读和参考。

林胜友、王文龙于杭州

2024 年 9 月 1 日

目　录

冻 疮

　　冻疮，古称"瘃"，始见于《五十二病方》，隋时《诸病源候论》始称今名。其书论病因病机曰："严冬之月，触冒风雪寒毒之气，伤于肌肤，气血壅涩，因即瘃冻，燃赤疼痛，便成冻疮。"《外科大成》倡内治之法，曰："宜服内托之药，以助阳气。"此疾多见于冬，因寒而致皮表红斑、肿胀，甚者可见水疱、疮疡。病程缓，回温则愈，而易复发。多发于手背、足跟、耳郭诸处长时间暴露者，且多对称发也。轻者，受冻之皮，初苍白，后红肿，或有硬结、斑块，边色燃红，中呈青紫，自觉灼痛而麻，遇暖热则灼而痒痛。重者，则现水疱、肿块，大小不等，皮色淡白或暗红，亦可转紫，或剧痛，或无感，局部可现暗红血疱，溃则流脓，愈合甚缓，常需数月。中医内治、外治二法，皆可获奇效也。

　　林胜友： 时令寒冬，手足冻疮者不少，桂枝汤加温阳药用之，效佳。此方使用关键有以下几点：①桂枝用量：一般不超过12g，3g、6g、9g常用，舌红瘦苔少者，用桑枝代桂，如用桂，则芍药用赤芍，量宜大，芍药有生、炒之分，以生芍药为优，尤其便秘者用30g或以上；②温阳药选附子3~6g或鹿角霜；③若见咽干咽痛者，停桂、附。桂枝汤治诸不和，营卫不和、表里不和、左右不和、脏腑不和、阴阳不和、气血不和、上下不和等皆属不和……用桂枝汤随症加减皆可取效。再谈冻疮，结合其病机，我用桂枝汤必加温肾阳药，比起附子更喜用鹿角霜，但温肾阳药有升血压作用，对血压高者，会加怀牛膝、天麻、钩藤等平肝潜阳之品以引血下行。我平时治疗本病以气血津液、八纲、三焦辨证为主，很少用六经辨证。本病为寒凝血瘀，气血不和，故选桂枝汤。实际应用中可根据阴虚程度、气血虚实等情况随症加减。对潮热出汗者、阴火盛者，慎用桂枝，可用丝瓜络、桑枝加甘草芍药汤。外用可用辛温之品如姜、花椒煎水外洗。

林小平：同意林院长"若见咽干咽痛者，停桂、附"的观点。咽喉由正常变红在临床上也是化热的征兆，常较咽痛更早出现。

林胜友：我将出现咽干咽痛作为桂、附的停药标准。临床曾以望诊为主，若察见患者咽红时，多伴干、痛表现。然而部分口腔肿瘤或鼻咽癌患者，因无法张口或张口受限而不便使用望诊，所以久之演变为以问诊为主。也有气血两亏者，咽不红但有咽干，建议有条件的情况下，还是应当望诊与问诊结合使用。

郑文龙：谢谢林院长分享。从五运六气角度而言，戊戌终之气，太阴湿土加临太阳寒水。若为太阴之人，寒湿偏盛，温经散寒。佐以温中助运效佳。若为太阳之人，寒遏于外，阳郁于中，温经无虞，辛热尤恐助火。论及牡桂，左可引火归原，右可资助坎阳。个人认为对太阴之人，剂量大了无妨，太阳之人，大了可能助火。若论柳桂，或治表寒，或调气化，又从别论矣。论及疗程，大寒前证合则用，大寒后当审察病、气之象。少阳、少阴、阳明之人，桂枝用得较少；厥阴之人病机多复杂，不敢妄言。太阳之人，火郁于内。若舌淡紫苔白或灰，当季从寒湿中求之；若舌红苔干，口干咽燥，寸脉浮尺脉应，司天麦冬汤加当归芍药或温经汤。

叶蔚：冻疮的治疗中我喜用当归四逆汤，桂枝一般用10g。药渣再煮泡手泡脚。

周天梅：当归四逆汤见于《伤寒论》第351条：手足厥逆，脉细欲绝者，当归四逆汤主之。冬天易生冻疮之人，多血虚有寒，因此当归四逆汤重用当归、大枣养血，再加桂枝温经，剂量按原方比例，桂枝一般用12~18g，服此方一般在秋季，服用3个月，则冬季不易发作。曾以此法治家中保姆的重度冻疮，至今三年未发。服温药出现咽痛之人，多为脾胃功能虚弱，导致龙火蒸腾，我一般加黄芩清相火。温药亦不可久服，否则易产生变证。

朱黎红： 我虽未治疗过冻疮，但曾以当归四逆汤合黄芪桂枝五物汤加减治疗肝硬化、糖尿病指端坏死，效果理想，想来病机总关乎气、血。

林胜友： 朱主任，我也认为主要是气与血的问题，但个人认为可能气更重要。这就解释了同样寒冷状态下，有人患冻疮有人不患冻疮的问题。

朱黎红： 黄芪桂枝五物汤温通四肢，也很关键。生姜通络，量不能太小，芍药、当归、鸡血藤扩充脉道，鸡血藤是通冲任的。冲脉调节十二经气血，为总领诸经气血的要冲。当经络脏腑气血有余时，冲脉能对其加以涵蓄和贮存；经络脏腑气血不足时，冲脉能给予灌注和补充。例如诸医家大多认为冻疮是微循环障碍，这个障碍包括不通与不足，所以治疗风湿也加鸡血藤，大概是这个机理。生姜温化痰饮，我给大家讲讲生姜的象。它有疙里疙瘩的东西吧？像不像"生发的象"；你把它切开的时候它是黄的，丝很多吧？那是通络脉的。有些患者不是血虚寒凝体质，他患冻疮是工作原因导致的，如经常浸泡冷水等，长期患冻疮后小血管闭塞严重，这个是很难治的，外治方法更有效。

陈叶青： 林院长以气血津液、八纲、三焦辨证为主，我治疗冻疮，从六经辨证入手：①太阳病：以桂枝汤为基础随证加减，如表寒重可加麻黄、葛根，即葛根汤，葛根本身有很好的扩血管作用，瘀血重可以合活络效灵丹类方，痰湿重可合二陈汤、重者合复方三生饮类方。②阳明病：阳明病的冻疮相对少，阳明中寒证可能见到，但临床上较少见。③少阳病：可用四逆散、小柴胡汤加减化裁，合太阳病加桂枝汤即柴胡桂枝汤，合太阴脾虚可用柴胡桂枝干姜汤，瘀血重加当归、川芎类即血府逐瘀汤类方，随气滞、痰湿、瘀血等病理特点加减化裁即可。④太阴病：以桂枝汤为基础，若脾虚加党参即桂枝人参汤，若气虚明显，加黄芪即黄芪桂枝五物汤，瘀血重可选补阳还五汤类方。⑤少阴病：以桂枝汤为基础加附子，可用桂枝附子汤、桂枝加附子汤类方，太阳表寒重加麻黄，少阴虚寒重、疼痛明显的加附子、川乌、细辛，可用四川陈潮祖老先生的乌附麻桂姜辛汤，治疗太阳少阴合病的冻疮，效果还是很棒的。肾精不足加熟地黄、山萸肉等填精药，可用桂附地黄丸加桂枝汤类方。⑥厥阴病：用桂枝汤加当归、细辛、通草即当归四逆汤。当归用量是关键，20~30g时效果明显；细辛煎剂量可大，效果明显，安全起见还是不要超过3g。治疗冻疮，按六经辨证相对容易上手，以桂枝汤为基础，随六经加减用药即可。

周天梅：陈医师，个人认为六经辨证中属厥阴经的比较多，所以在当归四逆汤基础上加减化裁治疗，疗效都是不错的。如有寒加附子。关于冻疮手有一定特点，一般表现为皮温下降，即触之冷，手心多潮，手背肉比较多，颜色红白相间或青白相间，而且会有光泽（即雷诺征），这种手比较容易生冻疮，验于临床，多八九不离十。

李涛：从冻疮的发病特点看，病发冬季天寒之时，当属寒邪致病为主；多手冷甚至四肢厥冷，从六经看主要属厥阴；病在肢体，主要属表（不涉及脏腑）；皮损暗红甚至暗紫，主要在营血分；病机主要属寒凝经脉，营血瘀痹。所以很多人认为厥阴篇当归四逆汤几乎就是冻疮的特效方。可随证加减：血虚明显的当归加量，再加鸡血藤；气虚加黄芪；厥阴里虚寒或三阴虚寒的加吴茱萸、附子、干姜；夹风而痒甚者，加川芎、羌活、独活；局部肿胀明显者，加皂角刺、乳香、没药。

徐新鹏：手足厥寒，脉细欲绝者，当归四逆汤主之。手足厥寒而无呕吐下利，或下利清谷等证，其非虚寒在里。脉细欲绝，则为营气不足，血少之应。此为桂枝汤的加减方，故主荣卫不利的外寒。与四逆汤通脉四逆汤专主里寒者不同。厥寒为伤寒之寒，以示寒之在外，与厥冷不同。故本方治冻疮有验，亦由于寒伤于外也。

郑文龙：新鹏说到点子上了。当归四逆汤证在宋本《伤寒论》里出现在厥阴病篇，桂林古本在少阴病篇。方为桂枝汤加细辛、当归、通草。其中细辛、当归都是少阴的药。唐以前通草实为木通，归心、小肠、膀胱经，也不属于厥阴。少阴从热化或从寒化,厥阴从风化或酸化或苦化。理清这个从化关系,厥阴病就容易理解了。冻疮这个病,发生在终之气太阳位,愈于初之气厥阴位。把时、位结合进去,理解起来更容易一些。

张一鸣:今日听闻诸师分享内外治之法,十分实用,收获颇丰。学生也有一些不太成熟的思路,想在此与诸师汇报。我自小在山东长大,然北方地区却反而很少得见生冻疮者,想来一因北方冬天有供暖,更重要的一方面是北方冬季气候寒而燥,江南则多湿冷。无湿不成疮,所以我认为或许湿邪也是构成冻疮病机的一大要素,在当归四逆汤基础上酌加通络祛湿之品或可增强疗效。

陈启兰:谢谢大家的分享,我治疗冻疮没有经验,不过心血管门诊患者出现手足逆冷者比较多。我辨证还是以阳虚寒凝、血虚失于濡养为多,温阳药物与活血化瘀药物合用,益气养血加上活血化瘀药物,虽然要分外寒和内寒,但终归是血脉不和。个人体会,活血化瘀药物需酌情选用,在红肿热痛比较突出的时候,要考虑寒郁肌表化热的问题,适当的凉血活血也是需要的。总之,随着病机的演变,证变治亦变。还有很多女性患者,怕冷的根源在于血瘀,寒凝与血瘀形成恶性循环,冬季进补膏方的同时,大胆使用小剂量破血逐瘀的虫类药物,效果也是非常显著的。全国名老中医杨少山曾说:"畏寒病机,男子阳虚为多,女子血虚为多。"我觉得针对冻疮的病机,加上血瘀就更全面了。

蒋丽园:话说冻疮,我们针灸科的冬病夏治疗法效果不错,在使用本法为数不多的冻疮患者中,有反映贴后当年冬天即不再发者。家人曾有用辣椒水洗手,洗一次之后不再复发的经历。

林胜友:非常好,建议针灸科同事总结冬病夏治治疗冻疮的效果,可以扩大适应证,成为中医适宜技术。

张炜华:林院长,我本人之前长冻疮,用生姜切片后放在火上加热反复涂擦冻疮处,如果生姜凉了就再加热,反复多次,每次持续30分钟,每天3~4次。后再未复发。注意事项:冻疮破溃者停用。

包烨华：张老师，此方法临床使用有效，可以让病人在伏天里的午时，太阳正旺时，用生姜擦拭未溃破的冻疮，生姜在太阳下晒干，再搽，再晒，大约半小时。

徐红：冻疮，因寒致瘀，血脉不通，寒凝血瘀。寒厥之证，可归入血痹。个人用黄芪桂枝五物汤根据个体差异随症加减治之。配合外治，冬病夏治，殊途同归。临诊治病贵在执简驭繁，简单问题切忌复杂化。

王文龙：冻疮常用麻黄、桂枝、当归、川芎、细辛、甘草等药物泡酒外搽，对红肿痛有效，但冻疮破溃者禁用。

林胜友：对于病机，大家的认识基本是一致的，因寒（关键点）、因虚致血瘀，瘀久或甚，水谷精微不能输达，则肌肤失养、破溃。治则：轻证寒者热之，重证扶正固本。治法：轻证以温阳补气血，通络散瘀为法；重证宜用扶正固本之法。方剂众多，如上各位所论及。外治或配合内服外治：无破溃者可用辛温之品煎水外洗（辣椒水、姜汁、温通中药）或老姜外擦。

【小结】

冻疮多发于寒时，寒地室外作业者尤易发病。其病多发于体之外露者，譬如手指、手背、足趾、足跟、鼻尖、耳郭也。受冻处凉麻，皮色苍白，渐红肿，后现紫红斑，痒而灼痛，甚者可成疱，乃至皮肤坏死，而成溃疡。其病多由寒盛阳虚，气血瘀滞，营卫失调所致，故当以温通散寒、补阳活脉为治则，如《疡科心得集》所言："冻疮，乃天时严寒，气血冰凝而成。"

其病临床辨证分型论治如下：寒凝血瘀证、寒湿郁阻证、寒凝化热证、气虚血瘀证。

寒凝血瘀证：症见局部麻痹感，皮青紫，或暗红，肿胀、结块，或可成疱，灼痛而痒，边界不清，外紧致而光泽，压之则色退，四末不温，形寒畏冷，舌质紫、苔白，脉沉，或沉细。治宜温经散寒，活血通络。方选当归四逆汤合桂枝汤加减。

寒湿郁阻证：冻疮重证者，可见皮损，紫红而漫肿，外有水疱或血疱，但破之则糜烂，多有渗出，可成溃疡，形寒肢冷，面色无华。舌质淡，苔白腻，脉沉细弱。治法：温散寒湿，补气活血。方药：当归四逆汤合吴茱萸汤加减。

寒凝化热证：症见冻伤后局部坏死，疮面溃烂而流脓，四周红肿而色暗，痛感加剧，伴发热口干等，舌红，苔黄，脉数。治法：清热解毒，活血止痛。方药：四妙勇安汤加减。

气虚血瘀证：症见神疲体倦，气短懒言，面色少华，疮面不敛，疮周暗红、漫肿，麻木，舌淡，苔薄白，脉细数而无力。治法：益气养血，祛瘀通脉。方药：八珍汤合桂枝汤加减。

吾辈以为，冻疮因寒、虚而致血瘀，瘀久或甚，水谷精微难达，以致肌肤失养，乃至破溃。轻证者，多寒凝血瘀，当以温阳补气血、通络散瘀为主，临证常以桂枝汤或黄芪桂枝五物汤为主方，随症酌情加减温阳药。使用桂枝汤，以下诸要点，尤当留意。桂枝常量，不逾12g，以3~9g为主。舌质红，舌体瘦，而少苔者，宜以桑枝代桂枝，若用桂枝，芍药当用赤芍，量稍大，有生、炒之别，以生芍为佳，便秘者用量宜多于30g。温阳药可用附子，量宜3~6g，可温肾暖脾，散寒止痛，亦可以鹿角霜温肾助阳，然其药不利于高血压患者，可酌情加用怀牛膝、天麻、钩藤诸平肝潜阳药，以引血下行。患者咽或干或痛，则以停用桂枝、附子为妥。咽色变红，乃化热之症，多早于咽痛之症。咽红常伴咽干，甚者则伴咽痛。服温药而现咽痛者，多为脾胃虚弱者，龙火蒸腾，可加黄芩清相火。温药不可久服，否则易生变证。服用桂枝汤，当以阴阳虚实随证加减。潮热出汗，阴火盛者，慎用桂枝，可用丝瓜络、桑枝，加甘草芍药汤。

重证者，多血虚寒凝，当以扶正祛邪为本。《伤寒论》曰："手足厥寒，脉细欲绝者，当归四逆汤主之。若其人内有久寒者，宜当归四逆加吴茱萸生姜汤。"手足厥寒者，阳气外虚，不温四末；脉细欲绝者，阴血内弱，脉行不利。可用当归四逆汤，助阳生阴也。冬日易生冻疮者，多血虚有寒，当归四逆汤重用当归、大枣，以养其血，复加桂枝，以温其经。血虚甚者，当归加量，再加鸡血藤。气虚者，则加黄芪。厥阴里虚寒，或三阴虚寒者，则加吴茱萸、附子、干姜。夹风而痒甚者，则加川芎、羌活、独活。局部肿胀甚者，则加皂角刺、乳香、没药。秋日预服此方，则冬日不易染此病也。口服以外，亦可以其药渣煮水，而泡手足，以增其效。

此外，辨证用药，亦可以内服而配外治。无破溃者，可用辛温之品（如辣椒水、姜汁、其他温通中药）煎水外洗，或以老姜外抹。生姜当切片而置火上加热，反复涂抹冻疮之处，姜片若变凉，则当复加热。如是反复数次，每次约 30 分钟，每日 3~4 次，其效甚佳。然冻疮破溃者忌用此法。亦可以麻黄、桂枝、当归、川芎、细辛、甘草诸药泡酒外涂，冻疮红肿而痛者尤有奇效，破溃者禁用之。冬病夏治，亦有相当疗效。

（林胜友、王文龙）

耳　鸣

经云："耳者，宗脉之所聚也。故胃中空则宗脉虚，虚则下溜，脉有所竭，故耳鸣。"又云："上气不足，耳为之苦鸣。"又云："脑为髓之海，其输上在百会，下在风府。髓海不足，则脑转耳鸣。"又云："液脱者，脑髓消，胫酸，耳数鸣。凡此皆耳鸣之属虚者也。"又云："所谓耳鸣者，阳气万物盛上而跃，故耳鸣也。"又云："厥阴司天，风行太虚，云物摇动，目转耳鸣。三之气，天政布，气乃时举，民病耳鸣。""厥阴之脉，耳鸣头眩。"又云："少阳所至为耳鸣，治以凉寒。凡此皆耳鸣之属实者也。"虽《灵枢》对耳鸣病因病机阐释颇多，但耳鸣仍属难疾，中医治之，有何良法？

林胜友： 我先抛砖引玉讲一下。耳鸣者，若单以耳鸣来诊，我会根据症状，先辨虚实，后辨脏腑，然后谨守病机，遣方用药。若耳鸣只是兼症，单用川芎、益智仁、桔梗，取其活血益肾通窍，便足以对症改善，不效则加蝉蜕，临证多有效验。在此与诸君分享，也请谈谈各自经验，交流互通。

刘振东： 遵林院长盛意，我也暂且抛砖一二。临床耳鸣常见肝肾虚、血虚、血瘀、肝阳上亢、气郁等证，肝肾虚的肯定要滋补肝肾，仿地黄丸之意即可；血虚及血瘀需用四物汤加减；肝阳上亢宜平肝潜阳，可用天麻钩藤饮加减，或加磁石、牡蛎及钩藤；气郁者可予四逆散加减或柴胡疏肝散化裁。对耳鸣轻微者，我亦常用灵磁石辨病用药。

包自阳： 依我拙见，回顾以往经诊的耳鸣案例，疗效总体不佳，属难治病。其中辨证属肾虚耳鸣者，曾用六味地黄丸、知柏地黄丸、左归丸等方，效果均不理想，虽症有略减，但时有迁延反复，难以根除。有趣的是，辨证为少阳不和的几例患者，投以柴胡加龙骨牡蛎汤（改铅丹为磁石）却大多收获满意疗效。足少阳胆经与手少阳三焦经皆循行过耳，若少阳经病，三焦不畅，胆腑郁热，亦作耳鸣。因此耳鸣之临证辨治，切不可先有肝肾虚之成见，仍需辨证论治。

周天梅： 赞同包主任意见，虽然耳鸣为临床常见病，其疗效却多不尽如人意。病因有劳累、外感、年迈等。临床有少阳证、太阳证、太阴证、肾虚、气虚等。若属少阳，可予柴胡剂，加王清任的通气散（由柴胡、香附、川芎组成）；属太阳病者多为外感，宜葛根汤加川芎；属于太阴者可从水逆论治，病机是太阴水饮上犯清窍，可予苓桂剂。肾虚可选补肾填精之品，气虚可选益气聪明汤。

陈启兰： 诸位发言令我深受启发，我临床上亦曾治疗过几例耳鸣患者，其中两例为更年期女性。一例为 64 岁女性，治以温补脾肾，方用二仙汤合圣愈汤，共服药 7 剂，现耳鸣情况已大致稳定；另一例为耳鸣合并焦虑、潮热，经过二仙汤合柴桂龙牡汤调治，现已平稳，需一月一次就诊巩固，下一步拟改为丸剂。还有一例为 64 岁女性，表现为耳蒙，前期治疗以清痰热化瘀血为主，后期以益气聪明汤为主，现已大致稳定，唯劳累或感冒时有反复。

林胜友： 单以耳鸣到我处求诊者罕见，多以其他主诉求诊，问诊中诉有耳鸣不适。此时辨证以主症状定证型，选主方，然后用药考虑对主症有效又兼顾耳鸣的药物，不知各位对此思路可有什么不同见解？

陈启兰： 是的，林院长，临床上耳鸣常使用一些药对和药组，比如：石菖蒲 6~12g，升麻 6~30g（或合清震汤，升麻、荷叶各 30g，苍术 6g），灵磁石 15~30g，蔓荆子、潼蒺藜、白芷（颜乾麟老师用量 6~9g，熊继柏老师用量 30g）、僵蚕等祛风药，都是合适的。药对、药组主要体现在方剂中，比如黄芪、蔓荆子药对，升麻、荷叶、苍术药组，川芎、白芷药对，还有上述药物，具体组合根据临证实际情况灵活选用。

　　林胜友：药组是临床经验的凝结，往往通过传承留传下来，平时我用得比较多。就耳鸣来说，我用益智仁 12~30g，川芎 9~15g，桔梗 6~9g 作为药组，大部分患者在辨证遣方基础上可使用。

　　郑文龙：跟大家讨论收获很多，在此分享一个最近的临床病例，治疗效果不错。病例如下：患者老年男性，因"头昏脑鸣 2 年余"来我院门诊就诊。近 2 年来，患者常自感头昏脑鸣，伴有头胀，枕部作痛，外院头颅 CT 提示两侧大脑半球白质区有少量缺血灶，曾在耳鼻喉科诊断为神经性耳聋，夜寐差，寐浅易醒，胃纳可，大便日行，时干时软。舌质暗红，苔薄白腻，脉虚细数，寸脉浮，尺脉不应。西医诊断：脑白质病，高血压。中医诊断：耳鸣病。1942 年阴历十月二十七日，壬午太角，五之气相火加临。中药处方如下：熟地黄 90g，砂仁 10g，巴戟肉 30g，茯苓 15g，麦冬 30g，天冬 10g，北五味子 6g。补其肾水，麦冬、天冬为佐，重滋其肺；金水相资，水旺足以制火。又加巴戟之甘温、茯苓之前导、五味之下引，则水火既济，共安于下元，不啻有琴瑟之和谐矣。

　　朱黎红：突发性耳鸣当责之于"风"，临证还需鉴别"外风"还是"内风"。外风有因风寒外束而致暴聋者，可选用麻黄附子细辛汤。内风主要与少阳、厥阴有关，慢性耳鸣病位多在心、肾，病性与痰、瘀有关。治疗上可运用引经药：①细辛：通利九窍、入肺、肾经，用量需稍大于常规临床剂量。②防风：陈修园谓防风禀春和之气入肝治风，尤妙在甘以入脾，以和木气。另外也可使用任之堂耳鸣八药，具体包括龙骨、牡蛎、磁石、香附、柴胡、川芎、通草、木贼草。但总体来说，我认为慢性耳鸣，尤其是突发性耳聋后遗症治疗效果很差。

　　张一鸣：各位老师见解不凡，今日得闻诸师讲解，裨益颇丰。学生在临证中也曾接触过一些耳鸣患者，斗胆谈谈个人见解，疏漏之处还望诸师批评指正。首先，耳鸣，尤其是慢性耳鸣，与情志、睡眠关系密切，往往在情志畅达、夜寐安稳时，耳鸣症状也会改善，故我在治疗慢性耳鸣时更加注重患者是否伴有明显的焦虑、抑郁或失眠等症状，根据情志特点选择处方，偏心烦急躁者选丹栀逍遥散、龙胆泻肝汤，偏多思多虑者选温胆汤，偏郁郁寡欢者选柴胡疏肝散等。再者，《灵枢经》云："胃中空则宗脉虚，虚则下溜，脉有所竭，故耳鸣。"李东垣言"脾胃虚则九窍不利"，气虚是耳鸣病理因素之一，然而临证中易被忽略，对于临床上耳鸣兼见乏力气短、食少纳呆、腹泻症状者，可选聪明益气汤加石菖蒲、柴胡、荷叶等药。

【小结】

耳鸣之为病，患者自觉耳中鸣响如蝉声，或如潮声，然四处并无声源，属主观感觉异常之症。可发于单侧，亦可发于双侧。《黄帝内经》多有记载，隋唐《诸病源候论》承其论，谓其病虽有内伤、外感之别，然皆与肾虚相关，且五脏六腑、十二经脉病变，均可致其病。现代中医论其病因病机，多循此论也。

其临床之症如下：主症：自觉耳鸣，或听力衰减，耳鸣常以夜间为甚。次症：头痛面赤，口苦咽干，心烦易怒，手足心热，腰酸膝软，神疲力乏，食少便溏，不一而足。

病因有内外之别。内因多与情志失调、年老体衰、劳作失宜、饮食不节相关，或由恼怒、惊恐，痰火上升，塞遏清窍，肝胆风火上逆，以致少阳经气闭而阻耳窍也。或因肾虚气弱，肝肾亏虚，精气不能上濡于耳。或劳作失宜，饮食不调，脾胃受损，清阳之气不升，耳失濡养也。外因有风邪侵袭，塞遏清窍，亦有因突暴震伤耳窍所致者。病因虽多，其病机变化多不外以下二者。实证多为肝胆实火上扰清窍，虚证多为肾精不足，耳失所养所致。其病位多在肝、胆、脾、肾诸脏腑，与肾尤相关。初期为外邪、肝火、痰浊、瘀血所致者，多属实证。后期脾胃虚弱、肾精不足者，多属虚证。风、火、痰、瘀、虚，乃其病理要点也。

辨证要点：首辨虚实，突发者多为实证，渐起者多属虚证。实证宜分风、火、痰、瘀诸型；虚证宜分气、血、肝、肾诸型。次辨标本缓急，初起者以标证为主，久病则以本虚为主。久鸣又忽剧者，则多属本虚标实。

治则：体虚失聪，治在脾肾；邪扰窍闭，治在肝胆。病位在上宜清疏，中宜升补，下宜滋降。宜分缓急，以明病邪深浅、病位及病情。如暴发者，多为风、火、痰、瘀所致；渐发者，多为脏腑亏虚。宜辨虚实，可以耳鸣音调、音量辨之。音调高、音量大，声如雷鸣者，多为实证；音调低、音量小，声细如蝉者，多属虚证。亦可以急缓辨之，暴发者多属实证，渐发者多属虚证。亦可以是否喜按辨之。中医治耳鸣，内治固佳，亦可配以外治之法如针灸、导引者，其效亦佳。中医以为，耳鸣症辨表里寒热虚实，药分寒热温凉，法有攻补，因人而异也。以常论之，耳鸣常伴听力衰减，新病突发，尚易调治，久鸣积重，乃至致聋，则难调治。

其病临床辨证分型有肝胆火盛证、痰火郁结证、风热上扰证、肾精亏虚证、清气不升证。

肝胆火盛证：症见耳猝鸣，乃至致聋，头痛面赤，口苦咽干，心烦易怒，怒则甚矣。或夜寐不安，胸胁胀闷，小便短赤，大便秘结，舌红苔黄，脉弦数。病机：肝胆实火，上扰清窍。治法：清肝泄热。方药：龙胆泻肝汤加减。

痰火郁结证：症见两耳如有蝉鸣，时塞如聋，胸中烦闷，多痰，口苦。或胁痛，常太息，喉不适，如梅核气，耳下胀痛，二便不畅，苔薄黄而腻，脉弦滑。病机：湿食生痰，郁痰生热，扰动心神。治法：痰火郁结，上蒙清窍。方药：黄连温胆汤加减。

风热上扰证：症见耳猝鸣，乃至猝聋，伴头痛、眩晕、恶风、发热，或耳内作痒，舌红苔薄白，脉浮数。病机：外感风热，壅闭清窍。治法：疏风清热。方药：银翘散加减。

肾精亏虚证：症见耳鸣、耳聋，乃至眩晕，颐赤口干，手足心热，腰酸膝软，遗精，舌红，脉细弱，或尺脉虚大。病机：肾精不足，髓海空虚。治法：滋肾降火，收摄精气。方药：耳聋左慈丸加减。

清气不升证：症见耳鸣、耳聋，神疲力乏，食少便溏，时轻时重，休则暂缓，劳则加重，苔白腻，脉细弱。病机：脾胃虚弱，气血化生不足，耳失所养。治法：益气升清。方药：益气聪明汤加减。

临证治疗，仁者见仁，智者见智。若单以耳鸣论诊，可依症状先辨虚实，后辨脏腑，谨守病机，随证设药。若耳鸣属兼症，或继发于主病，则应首治主病，依病机之要，善择可治主证兼治耳鸣之药，譬如益智仁12~30g，川芎9~15g，桔梗6~9以活血益肾通窍也。蝉蜕、石菖蒲可组药对，蝉蜕质轻升散，可疏散风热，菖蒲则可宣气通窍，二药相合，并走于上，启闭开窍，为法甚妙，可治耳聋。临证，亦可辨证加用黄芪、蔓荆子药对，升麻、荷叶、苍术药组，川芎、白芷药对，或以灵磁石潜阳安神，聪耳明目。同时，可酌情加用引经药，如用细辛少许，以通利九窍，用防风，可入肝治风，味甘入脾，以和木气。临证，切不可固守耳鸣即肝肾亏虚之成见，少阳病、太阳病、太阴病、气虚、瘀、痰皆可致耳鸣，须知常达变，辨证施治，方显中医辨治之奇效。

（林胜友、王文龙）

失　眠

《黄帝内经》谓不寐为"目不瞑""不得眠""不得卧"也。《素问·逆调论》云："胃不和则卧不安。"张仲景《伤寒杂病论》辨其病因为外感、内伤二类，有"虚劳虚烦不得眠"之论。今之医者则谓，不寐者，多类体病、神疾之常症也。西药治之，效速而强，然多毒副，或可成瘾，此中医药辨证施治所以胜之也。

林胜友： 随着生活节奏加快，生活压力增大，失眠似乎已成当今时代的流行病，上至耄耋，下至黄口，多有遭逢失眠之弊。然镇静安眠类药物多易耐药，又有依赖之患，不知诸位可有中医辨治失眠良策？

徐新鹏： 临床上治疗失眠患者，个人感觉用酸枣仁汤、柴胡加龙骨牡蛎汤、金匮肾气丸的机会较多。酸枣仁的用量为15~30g。

王文龙： 孙玉强老师治疗不寐多用温胆汤合酸枣仁汤合交泰丸随证加减，可根据辨证加用生龙骨、生牡蛎、夜交藤等。

张一鸣： 胆阳亏虚也是失眠的重要病机。《备急千金要方》明确记载："治大病后，虚烦不得眠，此胆寒故也。"指出温胆汤所主失眠即胆寒失眠。胆主阴阳出入，具有调控睡眠、情志的功能。胆阳亏虚，胆阴不化，浮火扰心是胆寒失眠的核心病机。对于失眠，尤其是伴见焦虑者，加之晨起口苦，口苦轻而兼黏腻，左手关脉浮而软，皆为失眠之胆阳亏虚证的主要表现，宜以温胆汤为基础，或合柴胡剂，注意须用大量生姜以温胆阳。

刘振东：因失眠来我处就诊者不少，我的体会：失眠病程在 1 年之内者多可收获良效，病程超过 1 年者大多效果不良。至于治法，虚证可用酸枣仁汤加减，酸枣仁量大取效，约 30g，症状减轻后可以减量。实证可选朱砂安神丸加减，大多取效，如加入心理疏导疗效更佳。

王翀敏：针灸科也有一部分失眠患者，在此说一点自己的经验。顽固性失眠的患者，个人用朱砂安神丸比较多，但朱砂安神丸力量不够，我会用黄连阿胶汤代替黄连，六味地黄丸代替生地黄，丹参、酸枣仁代替当归、朱砂，有时也合生地百合汤、栀子豉汤。一般黄连用 10g，生地黄用 30g。

李涛：谢谢王主任分享。失眠是中医内科门诊常见病证，临床常从以下方面考虑：①以入睡困难为主的多属少阴，常用黄连阿胶汤加减（生地黄代阿胶），心烦明显的重在泻火，心烦不明显，但神疲无睡意，舌红脉细的，重用生地黄、酸枣仁；②以早醒为主的，常伴口干，多属厥阴，以乌梅丸、连梅饮加减，有瘀热者加牡丹皮、赤芍；③临床顽固性失眠常常合并抑郁焦虑，常常表现出"胸满烦惊"，此属少阳三焦内涉厥阴心包，焦膜气郁，水火内停，逆扰心包，以胸胁满闷（焦膜气郁）、心烦（火扰）和惊悸（水逆）并见为特点，常以柴胡加龙骨牡蛎汤加减，柴胡疏郁、苓桂治水、大黄泻火。

李秋芬：补充一点，胆热内扰或痰热者我常用黄连温胆汤加减治疗，心烦明显者会加栀子豉汤。

周天梅：卫气昼行于阳，夜行于阴，卫气不能入阴则失眠，故失眠多属营卫不和。临床上失眠可从六经分治：①太阳失眠：阳不入阴，入睡困难，可用麻黄剂（白天用）；②少阳失眠：肝气郁结，特点是早醒、口苦，实证用柴胡加龙骨牡蛎汤，虚证用柴胡桂枝干姜汤；③阳明失眠：胃气不降，口黏腻，舌苔黄白厚腻，可用栀子豉汤类方、生姜半夏汤、半夏秫米汤等；④太阴失眠：阳不入阴，入睡困难，腹胀便溏，胃不和则寐不安，如黄连汤；⑤少阴失眠：阳不入阴，入睡困难为主。少阴心：心火旺用交泰丸，心阴虚用黄连阿胶汤，心肾阴虚用百合地黄汤，心阳虚用桂枝去芍药加蜀漆龙牡救逆汤；少阴肾：肾阴虚用酸枣仁汤，肾精虚或太少两感用防己地黄汤，肾阳虚用潜阳封髓丹；⑥厥阴失眠：阴不恋阳，多见于老年人失眠，男子八八之后、女子七七之后，特点是早醒，醒后不易入睡，伴口干，即消渴，可用乌梅丸。个人临床上常见的有厥阴失眠和少阴失眠，因此乌梅丸、潜阳封髓丹、桂枝去芍药加蜀漆龙牡救逆汤用得比较多。

郑文龙： 对于不寐辨证，除考虑病位病性、有邪无邪以外，龙砂医派可能会更关注六经欲解时。以"欲解时"为抓手，常能取效。至于选方与前面周天梅主任说的基本相似。

陈启兰： 受教了。阳入于阴则寐，阳出于阴则寤。平素关注安神助眠比较多，特别需要重视的是阳气出入的通道是否通畅。《黄帝内经》有云，老年人，昼不精则夜不瞑，因气血衰少而脉道滞涩。故酸枣仁汤用川芎，孔圣枕中丹用石菖蒲，温胆汤用半夏、竹茹，用血府逐瘀汤理气活血就更多了。前不久一痰瘀互结的睡眠障碍患者，曾多方求治，服药数月不效，初诊就是用了瓜蒌薤白半夏汤加血府逐瘀汤，服用 2 周就有明显的好转。另外，龙齿的镇静安神作用强，可以用到 30g，炒酸枣仁可用 30g，灯心草可用 10g。在辨证选方准确的基础上，主方所治主证之外兼顾睡眠欠佳时，可以组合运用。

苏赵威： 同意陈主任的分析，治疗失眠，可以结合后面惊悸篇，按惊悸的特点可以做如下选择：水悸茯苓、热悸黄连、阳虚桂枝、阴虚百合、心胸龙骨、腹牡蛎。

马景： 在中医妇科，临床上遇到失眠患者，一般加龙齿 15g，若不理想加酸枣仁 15g，烦躁焦虑可加灯心草 3g，焦山栀 15g。有时候也考虑加百合 10g，合欢花 10g，取其早开暮合之意。患者做春梦可用莲子心清心火效佳。

朱黎红： 通俗地讲，失眠就是精神上够累但身体不够累，那些从事体力劳动的人每天都是累得倒头就睡，从中医角度分析如何？

苏赵威： 朱主任，《金匮要略》里讲"不遗形体有衰，病则无由入其腠

理。腠者，是三焦通会元真之处，为血气所注；理者，是皮肤脏腑之纹理
也"。又说"若五脏元真通畅，人即安和"。可见皮毛除了为肺所主，也是
三焦的一个通道，从事体力劳动的人，肌肤腠理血气灌注好，不容易失眠。
朱老师，不知道这样能解释通不？

朱黎红： 谢谢你的解释。个人理解《黄帝内经》说卫气留于阳则阳气
满，不能入阴，则阴气虚，故暮不寐，是指失眠的人总是存在阳亢或是阴
虚，加上痰浊瘀血等病理产物阻滞了阳入于阴的通路。

陈启兰： 睡眠障碍要从两点一线来考虑问题所在，阳、阴是两点，通路
是一线。

林胜友： 各位专家，关于失眠，如果以失眠就医，那么以失眠为主证，
按六经辨证是好的办法。现在有如下问题：①如果失眠是兼杂证，如何用
药？②现在很多医生在亚专科发展，对亚专科医生来说，失眠更多为兼杂
证，更需得到指导。比如一患者主诉失眠，夜咳嗽而醒，舌胖，舌边有齿
痕，又红，口苦心烦易怒，畏寒夜尿多，食少，伴有夜间潮热出汗，脉细
软，如何治？我治肿瘤兼杂失眠，先辨虚实，虚则补益，实则清化（腑实
则泻通），虚实交杂则寒热同用，攻补兼施。常用酸枣仁12~15g，合欢皮
15g，心烦者加炙远志12~15g，上中焦热者加莲子心6g，多虑不喜饮者则
加肉桂1~2g，炒川黄连3~6g，口苦者则加焦山栀6~9g，耳后痛多饮者则
加龙胆草3~9g。

张永华： 林院长，失眠病因病机错综复杂，不同科室失眠患者的临床表
现、病机差别很大。有些以精神心理问题为主，表现为情绪、个性、行为、
思维等方面的异常，同时会引起脏腑功能紊乱；有些是慢性躯体疾病迁延
不愈，影响情绪、气机，导致失眠。前者常有遗传（体质）因素，治疗相
对困难，后者和躯体疾病有关，治疗相对容易。到精神卫生科就诊的患者
大多以情绪、思维功能紊乱为主；但到中医科就诊的失眠患者常伴躯体问
题。前者一定慎用补、温，不能观其乏力、精神萎靡而用黄芪、党参及补
肾之品。观当今医生，每遇失眠患者，动则投之补气补血补肾之品，愚人

之见误也。失眠患者个性多思多虑，或伴心烦焦躁，或伴情绪不舒，中医辨证多为气、痰、火所致。本人提出"无火不失眠""无火不心烦""无痰不多虑""无气（郁）不抑郁"。治疗失眠多从气、从痰、从火治之。所以化痰清热理气是治疗失眠的常法，在此基础上加减，但必须慎用补气、补肾之法。慢性失眠如果没有滥用西药、中药（中药安神养心药类似镇静催眠药，并比镇静催眠药更易耐药），那么中医治疗疗效满意。但如果不规范使用安眠药、抗焦虑药、中药安神药，则治疗就比较困难。至于黛力新，该药由三环类抗抑郁药和经典抗精神病药组成，这两类药都已被淘汰，临床很少使用。尽管有效果，但很难完全控制焦虑失眠症状，停药困难，长期使用会引起不可逆转的迟发性运动障碍等，不主张使用。不然，后续问题很难处理。

王宇晖：感谢张院长的专业指导，我有个问题，哪些中成药或中药比西药的镇静催眠药更易耐药，因为我们一般认为中药不易耐药，所以以前鼓励患者先服中药，现在看来不太合适，但还不清楚哪些中药可用，哪些不可用，谢谢。

张永华：王主任，中成药因为疗效不确切，我几乎不用。安神养心药主要作用于 γ - 氨基丁酸（GABA）受体，但比西药更易耐药，很多人用这类中药开始一周效果很好，但过一周效果变差。所以治疗失眠时一定要辨证，如火旺加清火泻火，能稳定下丘脑 – 垂体 – 肾上腺轴（HPA 轴）；如痰湿重，用化痰药，能作用于 5– 羟色胺（5–HT）受体。后二者不易耐药。本人体会，辨证要四诊合参。脸型、体型、脸颊、眼神、表情、气色、语速、语声、行为特征都是情志相关疾病辨证要点。我在临证时关注语速和语声（沉闷、尖锐等）。不同失眠患者表现不一，辨证思路也会不同。本人每年诊治失眠患者五千余人次，病程大多十年以上，辨证比较复杂，但通过望诊和闻诊后的第一感觉非常重要。前几年我在杭州市红十字会医院消化科门诊时接触的失眠患者，大多是急性或间隙性失眠，辨证比较容易，治疗效果很好。但在杭州市第七人民医院（精神卫生专科医院）门诊就诊的失眠患者，中医治疗难度要大很多。

陈启兰：感谢张院长指教，仿佛听了一场别开生面的学术讲座。临床上除"气""痰""火"之外，"久病多瘀""怪病多瘀"的观点在治疗睡眠障碍方面，是不是也有一定的指导意义。临证体会，血府逐瘀汤治疗血瘀所致的顽固性失眠，效果非常不错，当然后续还需针对血瘀产生的原因进行治疗。

陈杰：对于林院长提到的关于失眠用药的问题，各位专家使用龙骨者很多，但古代化石可能没这么多，很多可能是假龙骨。一般假龙骨较龙骨骨骼小或呈不规则块状，表面附着较多的白色粉末，砸开可见骨质部分，断面多呈蜂窝状小孔（系风化而成），不具备真品的各项特征；以舌舔之无吸湿力。《医学衷中参西录》载："龙骨，质最黏涩，具有翕收之力，故能收敛元气，镇安精神，固涩滑脱。"《本草逢原》亦载：龙骨"涩可以去脱，入肝敛魂，收缩浮越之气……为收敛精气要药"。而伪品龙骨不具有真品龙骨的上述功效，故不可代替龙骨药用，以免贻误治疗。

刘小平：陈主任，我试过真的恐龙骨头，舔一口能把舌头粘掉一层皮。而且我们当地用龙骨作为止血妙药，不比三七差。

陈杰：是的，真龙骨是有止血作用的。龙骨不一定是恐龙化石，古代牛、马、鹿等骨化石都为龙骨，特别吸湿，可惜现在越来越少了。

汪丽丹：请问各位老师，既然龙骨这么少见，请问用什么代替龙骨呢？还是说加大龙骨的用量？

陈杰：汪医师，牡蛎功效与之基本相同，可代替，但收敛止血效果没有龙骨好。

王曾：谢谢各位老师。请问老师，"胃不和则卧不安"，胃不和与卧不安分别怎么解释更加全面。或者以偏概全地说，胃病和失眠之间有没有关系，可以归为太阴失眠吗？

林胜友：王医师，不要过分拘泥六经，个人认为就是胃不和会影响睡眠。治疗方法可以从六经，也可以从脏腑，从八纲，甚至可结合西医认识去辨证用药。

郑文龙：参见《韩氏医通》交泰丸和《灵枢》半夏秫米汤条文。读了这两个原文方解，你对"胃不和则卧不安"会有全新的理解。不要只看《方剂学》的方解，方剂下的原出处条文必须看。

徐新鹏："胃不和则卧不安"，戊土不降，甲木不升。木壅土滞，易致胆火上炎而卧不安。胃脾土与肝胆木关系密切。

金九如："胃不和则卧不安"，以前仅局限于"胃"，就临床看，应该是"脾胃不和，则卧不安"。确实失眠患者不少有腹泻者，这种患者本来是虚证，或虚实错杂证，所以就辨证论治而言，不补也不行。再根据目前的肠胃微生态理论及"脑肠相通"学说，个人习惯加用理中汤或附子理中汤，配合八宝粥作为食疗（参苓白术散化裁而来），并加用益生菌治疗，益生菌有一定的安神作用。当然加用归脾汤之类，也是常用，肠胃（脾胃）正常了，失眠也改善了一些。其中健脾的龙眼肉等，在食材中可以添加。医院现有益生菌种类单一，有些中药也缺少，如鸡屎藤治疗腹泻腹痛有效，类似西药得舒特的功效，希望能进一点鸡屎藤。

林胜友：金主任，脾肾阳虚可以用理中汤或附子理中汤。

叶蔚："胃不和则卧不安"，我的理解是脾胃不和引起的睡眠不好，主要是脾胃的气机升降失调所致，所以常用半夏泻心汤辛开苦降，或半夏秫米汤调和脾胃，其中最主要的药物就是半夏，半夏和胃化痰，更主要是交通阴阳，吴鞠通医案中生半夏治失眠时用量很大。我看病喜欢把复杂问题简单化，抓主症，用主药。至于归脾汤之类对失眠有效，不是补脾胃气血药物的作用，而是有酸枣仁、远志等安神药。

郑文龙：叶主任，阳明当降不降，中焦痞塞不通，所以"卧不安"。治疗其实就一个原则，"实则阳明，虚则太阴"，这也是《黄帝内经》所谓"阳道实，阴道虚"的具体体现。若论及肝胆，恐怕就不是"胃不和则卧不安"这个类型，而要从少阳厥阴去考虑了。

朱晓华：临床有胃病、肝病的人大多睡眠不太好，就是这个道理。

郑文龙：朱晓华主任，你有这个感觉很正常。当中医的三阴三阳被局限成脏腑概念，然后又机械地去套西方医学的借中医脏腑名称得来的"脏器"名称，只讲辨证论治，忽略了原来是"审察病机、无失气宜、有者求之、无者求之"时，辨证似乎路路通，变得不可捉摸。

叶蔚：脏腑辨证也好，六经辨证也好，卫气营血辨证也好，加上五运六气辨证也好，这些都是途径，最后殊途同归，最终是用方用药。我私下觉得写文章是把简单问题复杂化，而看病应该复杂问题简单化，无论中医还是西医，能精准治疗最好。虽然目前与精准治疗差距很大，但这是一个努力的方向。

林胜友：同意叶主任的说法，我的临床体会，胃不和，患者表现胃脘不适（胀痛胀闷、隐痛、反酸、不适、平素时有反清水不喜饮），影响睡觉。胀痛胀闷，口苦拒按属火属实，泻心汤主之。喜按喜温属寒属虚，建中汤主之，桂枝、饴糖、白芍根据虚寒程度而剂量不同。

叶蔚：林院长，我脾胃病科门诊有一半患者是胃食管反流病，反流会严重影响睡眠，严重者无法平卧，晚上坐着睡觉。当反流症状控制后，睡眠自然就好了。

林胜友：叶主任，隐痛，时作时缓，喜温，建中汤主之。

金九如：引起失眠的因素太多了，不少失眠是难治之症，譬如一些有遗传问题的，有中枢神经系统问题的，再比如卵圆中心部位梗死等引起的失眠都是难治对象。所以积极寻找治疗方法，是很有必要的。临床上有些貌似不相干的事物，有时候也存在重要联系。半夏治疗失眠有效，我也尝试使用半夏配夏枯草治疗心肾不交失眠患者，但常常需大剂量生半夏（高压锅煎煮后）才行。

林胜友："胃不和则卧不安"，伴反酸不喜饮，则选海螵蛸、煅瓦楞子、凤凰衣、吴茱萸、炒川黄连；考虑反流所致，隐痛，时作时缓，喜温，也以建中汤为主治之，可加奥美拉唑抑酸及吗丁啉促进胃蠕动。有一种胃不和引起的不寐伴肤痒，晨起喷嚏耳塞，考虑体弱过敏所致，予玉屏风加酮替芬治疗。早年从裘昌林老师处学会一方，夜寐不佳，心烦多虑易怒难入眠，素不喜饮，胃冷，舌红便干，脉弦，辨为心肾不交，交泰丸主之（肉桂1~2g，川黄连3~6g），效佳，如出现咽痛或唇干则停药。大家可试试。

金九如： 谢谢林院长，好多胃病，其实是"焦虑胃"。也有一些皮肤病如荨麻疹、哮喘等与心身问题有关，所以随着认识的深化，一些貌似毫不相干的事物，存在着内在联系，问题变得越来越复杂了。

张一鸣： 感谢各位老师的分享。关于"胃不安"与"卧不安"，我也谈谈个人理解。我认为"胃不安"与"卧不安"常常相互影响，"卧不安"亦可致"胃不和"，二者难分先后。临床上可见到很多患者失眠障碍常伴有功能性胃肠病，改善情绪和失眠后，功能性胃肠病也会随之好转。

张永华： 同感，脾胃病科的医生经常会遇到不寐、胃脘痞胀、大便溏稀、苔白滑的患者，胃脘不适和睡眠相互影响。此乃"胃不和则卧不安"。方用半夏泻心汤（半夏秫米汤加味），常常会取得不错的效果。凡失眠见脾胃不和症状时，半夏要重用。此时千万不要加养心安神药，脾胃不受，对睡眠不利。按西医学，功能性胃肠病大多伴焦虑、失眠。肠道微生态和睡眠、情绪关系密切。半夏泻心汤可改善肠道微生态，稳定脑肠轴。

马景： 张院长、林院长，是否还有一种理解，某些失眠、胃胀，可能都是焦虑的躯体化症状？

张永华： 马医师，焦虑的躯体化表现和心身疾病中焦虑伴功能性胃肠病还是有一定区别的。

林胜友： 马医师，实胀虚亦胀，可按是否喜按喜温分辨之。实则清泻，泻心汤主之，虚则建中汤主之。

张永华： 在杭州市第七人民医院（杭州市精神卫生中心）看诊的失眠患

者，主要以伴情感症状为主，常出现多思多虑、心烦急躁、忧郁不欢等症状，而在杭州市红十字会医院消化门诊看诊的失眠患者，常怀疑自己患了其他疾病。如果是胃肠道肿瘤，那就从痰治疗，常用半夏。心血管科、肿瘤科遇到的失眠又有其在本科的特点。所以失眠症病因病机各有不同。

林胜友： 张院长从焦虑视角提供了思路，我从事肿瘤专业，是从治疗后的内伤角度进行观察，比如化疗伤脾伤胃，所以多用建中汤。从医者，接诊患者种类不同，临床认识有别。希望各位专家，从自己接诊患者角度发表意见。赵老师，请您先谈一下。

赵宏利： 关于失眠，张院长的论述真是学术大餐，我受益匪浅。大家几乎从六经辨证、脏腑辨证等各个视角都说到了，而且都非常精彩，感觉再说就是画蛇添足，既然林院点名，我就谈一下。首先我认为中医有许多种辨证手段，每一种辨证论治手段都有其优点和不足，应该是互补的，所以我下面就混在一起说。

1. 病因病机：我个人认同《内经》所论的"阳不入阴"是所有不寐病的共同病机，这就是气机的升降浮沉过程，套句有点俗套的话，就是圆运动。其中，最主要的有大小两个循环：脾升胃降小循环（李东垣就是用这个系统阐述）、肝升肺降大循环。无论是什么环节、什么病因干扰了"阳"入于"阴"的正常过程，都会引起失眠。

2. 常见证型表现：①"胃不和则卧不安"，即脏腑辨证的脾胃不和，干扰的是脾升胃降小循环，常用药为半夏。个人认为半夏的核心作用就是交阴阳，降胃气是从属作用。常用方有半夏秫米汤，痰湿重者选温胆汤。②干扰肝升肺降大循环使左路肝气不升或者右路胆气不降者，常用柴胡，常用方为柴胡龙牡汤（更适合从六经辨证把握）、逍遥散（更适合从脏腑辨证把握）等。③另外，阳气浮而不降，脉见浮大者，龙骨、牡蛎、五味子亦可酌用。脉细者，如辨为血虚阴亏，则增加酸枣仁、柏子仁，酸枣仁汤、天王补心丹的思路是从脏腑辨证方向去斟酌。妇科患者，情绪干扰较多。兼有眠差者，我常用半夏、柴胡、龙骨、牡蛎、柏子仁、酸枣仁、琥珀。常用方为桂枝龙牡汤、柴胡龙牡汤、归脾汤、逍遥散，也偶用天王补心丹、血府逐瘀汤等方。凡是生物节律较强的药物，都可能有助于睡眠，比如合欢花/皮、夏枯草、百合、蝉蜕、半夏，这些都是古方常用药。

林胜友：赵宏利主任，生物节律强的药物？如何讲，愿闻其详。是指季节性草本吗？

赵宏利：林院长，这是指随时间而有明显变化的药物，比如蝉夏至而鸣（我反复观察确实很准），夏枯草夏至而枯（未经自己考证，仅按古人所述）。《冷庐医话》卷三引《医学秘旨》云："余尝治一人患不睡，心肾兼补之药遍尝不效。诊其脉，知为阴阳违和，二气不交。以半夏三钱，夏枯草三钱，浓煎服之，即得安睡，再投补心等药而愈。盖半夏得阴而生，夏枯草得至阳而长，是阴阳配合之妙也。"

李秋芬：是的，赵主任。夏枯草是夏至而枯，蝉是夏至而鸣，半夏是夏至始生。夏至，鹿角解，蝉始鸣，半夏生，因为夏至阳气最盛，阴气始生。鹿角性属阳，故夏至脱落。雄蝉夏至感阴气之生故鼓翼而鸣，半夏喜阴，故夏至始生。之所以这些药物可以治失眠，应和药物的生长规律阴阳变化有关。

林胜友：谢谢各位专家的分享。有一种久肝病，舌红瘦，苔少或光，属肝阴虚或肝肾阴虚，心烦、胃不适，诸位有何高招？

赵宏利：林院长，滋水清肝饮、一贯煎可否？

林胜友：肿瘤患者用之，效果不大好。故求教。

徐红：林院长，肿瘤患者的放化疗会劫阴伤津，名老中医杨少山杨老常选用太子参、南北沙参、玉竹、石斛、麦冬、生地黄、八月札、绿梅花、佛手等，仅用1~2味清热解毒如半枝莲、藤梨根，慎用理气伤阴者如枳壳、川楝子之类，待阴复之时适时调整。

【小结】

不寐之为病，常难眠，眠之时长、深度皆不足，并见日间困倦、反应迟钝诸症，轻则难以入眠，或寐而不酣，时寐时寤，或醒后不能复寐，重则彻夜不寐也。人之寤寐，盖由心神所主，阳气由动转静，则寐；反之，则寤。其律如若失调，则可致不寐之病。营卫阴阳不失其常，心神方可调节寤寐。外感热病、饮食不节、情志失常、心虚胆怯、思虑过劳、病后体虚，皆可令脏腑失调，以至心神不安，而致不寐。病因虽多，然其病理变化，不外阳盛阴衰、阴阳失交。一为阴虚不能纳阳，一为阳盛不得入于阴。病位多处于心，而及肝、脾、肾诸脏腑。

辨证要点：首辨虚实。虚证，多为阴血不足，心失所养，临床可见体质羸弱，面色无华，神疲懒言，心悸健忘。实证：多为邪热扰心，临床可见心烦易怒，口苦咽干，便秘溲赤。次辨受病脏腑，若现多梦、头昏、头痛、健忘诸症，则病在心。若见不思饮食，或食欲减退，口淡无味，饭后胃脘胀闷，腹胀，便溏，面色萎黄，四肢困乏，或嗳腐吞酸诸症，则多属脾胃病变。其病位，主脏为心，而及肝、胆、脾、胃，久则及肾。

治则：当以补虚泻实、调和脏腑阴阳为主。实证泻其有余，如疏肝泻火，清化痰热，消导和中；虚证补其不足，如益气养血，健脾补肝益肾。又当调其虚实，令气血调和，阴阳平秘，脏腑归常。然后，安神定志，施以重镇安神、滋养安神、清心安神诸法。此外，亦当去杂虑、除惶恐，以怡心神也。

其病辨证分型临床分为肝火扰心证、痰热扰心证、心脾两虚证、心肾不交证。

肝火扰心证：症见不寐多梦，甚者彻夜不眠，急躁易怒，伴有头晕头胀，目赤耳鸣，口干而苦，不思饮食，便秘溲赤，舌红苔黄，脉弦而数。病机：肝郁化火，上扰心神。治法：疏肝泻火，镇心安神。方药：龙胆泻肝汤加减。本方有泻肝胆实火、清下焦湿热之功效，适用于肝郁化火上炎所致不寐多梦、头晕头胀、目赤耳鸣、口干便秘诸症。

痰热扰心证：症见心烦不寐，胸闷脘痞，泛恶嗳气，伴有口苦、头重、目眩、舌偏红、苔黄腻、脉滑数。病机：湿食生痰，郁痰生热，扰动心神。

治法：清化痰热，和中安神。方药：黄连温胆汤加减。本方清心降火，化痰安中，适用于痰热扰心，见虚烦不宁，不寐多梦诸症。

胃气失和证： 症见不寐，胸闷嗳气，脘腹胀满、不适，大便不爽，苔腻脉滑。病机：胃气不和，气机不畅，心神被扰。治法：和胃健脾。方药：半夏秫米汤加减。

心胆气虚证： 症见多梦易惊，胆怯心悸，倦怠乏力，脉弦细。病机：心胆虚怯，心神失养。治法：益气镇惊，安神定志。方药：安神定志丸合酸枣仁汤加减。

阴虚火旺证： 症见心悸，心烦不寐，腰酸足软，头晕，耳鸣，健忘，遗精，脉沉细。病机：肝肾阴虚，心肝火旺，扰动心神。治法：滋阴降火，交通心肾。方药：六味地黄丸合黄连阿胶汤加减。

心脾两虚证： 症见不易入眠，多梦易醒，心悸健忘，神疲食少，伴有头晕目眩，四肢倦怠，腹胀便溏，面色少华舌淡苔薄，脉细无力诸症。病机：脾虚血亏，心神失养，神不安舍。治法：补益心脾，养血安神。方药：归脾汤加减。本方益气补血，健脾养心，适用于不寐健忘，心悸怔忡，面黄食少诸症。

心肾不交证： 症见心烦难寐、不寐，心悸多梦，伴有头晕耳鸣，腰膝酸软，潮热盗汗，五心烦热，咽干少津，男遗精，女则月经不调，舌红少苔，脉细数诸症。病机：肾水亏虚，不能上济于心，心火炽盛，不能下交于肾。治法：滋阴降火，交通心肾。方药：六味地黄丸合交泰丸加减。前方以滋补肾阴为主，用于头晕耳鸣，腰膝酸软，潮热盗汗等肾阴不足诸症；后方以清心降火，引火归原，用于心烦不寐，梦遗失精等心火偏亢诸症。

吾辈临证治肿瘤，多见兼有不寐者，以为当由内伤入手以治之，如化疗易伤脾胃，故可以建中汤健其脾胃。患者颇殊，治则每异。不寐辨证，宜先辨虚实，虚则补益，实则清化，腑实宜泻通，虚实交杂宜寒热同用，攻补兼施。可酌情加用酸枣仁、合欢皮，心烦者可加炙远志，上、中焦热者可加莲子心，多虑不喜饮者可加肉桂、炒川黄连，口苦者可加焦山栀，耳后痛多饮者可加龙胆草。胃脘不适，如胀痛、胀闷、隐痛、反酸，以致寝卧不安者，若兼有口苦拒按之症，属火实，当以泻心汤主之。喜按喜温，隐痛，时作时缓，则属寒虚，当以建中汤主之，桂枝、饴糖、白芍可酌情调其剂量。兼有反酸不喜饮之症者，则当加用海螵蛸、煅瓦楞子、凤凰衣、吴茱萸、炒川黄连。此外，胃不和所致不寐，亦可见皮肤瘙痒，晨起喷嚏耳塞，或为体弱过敏所致，可以玉屏风加酮替芬治疗。若有夜寐不酣，心烦易怒，而难入眠，素不喜饮，胃冷，舌红便干，脉弦诸症，辨证为心肾不交者，可以交泰丸主之，效颇佳，若现咽痛或唇干之症，则当停用。

（林胜友、王文龙）

梅核气

梅核气，始见于宋《仁斋直指方》，又名梅核风、梅核、膈气、回食丹，乃中医常见病证也，以咽中似有梅核阻塞，咯之不出，咽之不下，时发时止为其要症。《金匮要略·妇人杂病脉证并治》云："妇人咽中如有炙脔。"《备急千金要方》云："咽中帖帖，如有炙脔，吐不出，咽不下。"今医名之曰咽异感症，又称咽神经官能症、咽癔症、癔球。其病多发于年盛者，女子居多。中医断其病机曰：肝脾失和，气机阻滞，痰气搏结于咽喉也。然临证所见，非唯痰气交阻而致，其症多变，证杂难辨，不可独以痰气交阻辨治之。未知诸君有何妙术也。

林胜友：梅核气，喉中似有异物，咽之不下，吐之不出，多与情志有关，喉检查无异常，可见于慢性咽炎。治疗上以疏肝理气、清上焦热为多，常用半夏厚朴汤等。以梅核气为兼杂症就诊者，我常用半夏、黄芩、化橘红、射干，有时加当归，偶用山豆根（但常有患者诉服用山豆根后胃不舒而停，总之，山豆根不大常用）。想听各位治疗本病的高见。

王文龙：梅核气属痰气凝滞者用半夏厚朴汤加旋覆花效果更佳。若舌红少苔，当加养阴润肺之品如川贝母。若咽后壁有滤泡，加海藻、昆布，使之溶解消散。

林日阳：林院长，梅核气与慢性咽炎能完全等同吗？还是说梅核气就是慢性咽炎的一个症状？

林胜友：林医生，应该不能等同吧。陈启兰主任有何高见？

陈启兰：咽中如有物梗阻，吞之不下，吐之不出，称为梅核气，关键还是要诊断明确。喉主地气，咽主天气，局部组织功能多种多样。急慢性扁桃体炎、急慢性咽炎喉炎、急慢性支气管炎、反流性食管炎及喉炎，均可能出现梅核气样症状。另外我自己写论文的时候因全神贯注，曾经感觉喉中如有异物感，因为只是偶尔，没有太当一回事，到后来早搏多了，检查明确诊断以后，才确定原来那个症状是室性早搏的一个表现，我想部分房性早搏的患者，也有可能出现类似的症状。部分心律失常患者表现为奔豚气，是气上冲感，有时也难以鉴别。建议首先在喉科、脾胃病科等科室就诊，明确诊断，再讨论治疗。也不是只有痰气交阻一个病机，气虚、血瘀、痰热、痰火，甚至外感，均有可能成为该病病机。半夏厚朴汤理气强于化痰，温胆汤化痰重于理气，清金化痰汤清热化痰，玄麦甘桔汤养阴清热，银翘马勃散清热解毒专攻咽喉肿痛，普济消毒饮清热解毒主治头面部热毒，部分病例需合用凉血活血甚至破血逐瘀之品。不知呼吸科傅骞主任有什么好的经验？

傅骞：我个人的经验，梅核气的核心问题是气滞，气滞与咽部炎症、食管功能异常有关。局部分泌物增多，则是痰凝。患者常伴有感觉过敏，这种神经的感觉异常一般无法自行调节，症状难以改善，情绪易受影响，反之又加重症状，形成恶性循环，以肝郁为主，时间越长人越焦虑，导致气郁化火，气滞痰凝，肝郁化火。治疗多从降肺胃化痰，疏肝清热入手。拟用半夏厚朴汤加清热药。以降气化痰清热为本病的基本法则。

朱黎红：感谢大家的分享。梅核气从病机上讲为痰气互结，半夏厚朴汤是主方，也是胡希恕治疗感冒后咳嗽的常用方，从这个角度出发，我认为辨证精准，要考虑是偏痰还是偏气，痰是湿痰还是燥痰，气是气滞还是气逆后，再加减运用苓桂术甘汤、上焦宣痹汤、玄麦甘桔汤、菖蒲泻心汤等。曾用以上方法治一顽固患者，病情部分改善后停滞不前，后想疑难病症不是痰就是瘀，改用血府逐瘀汤竟取效。再查文献发现王清任竟然还有一个

"会厌逐瘀汤",也是一个思路吧。

陈启兰：王清任对中医的贡献，真的需要重新认识，瘀血无处不在，甚至还可"血瘀生风"。

郑文龙：陈主任，会厌逐瘀汤属于少阳药，因其旺时用，效果不错。

叶蔚：作为脾胃病科医生，我觉得梅核气的主要原因有：①胃食管反流病引起的食管上括约肌功能异常；②慢性咽炎；③情绪因素。半夏厚朴汤作为经典名方，治疗梅核气有一定的效果，但临床上效果不够理想，所以我临床上根据实际情况，在半夏厚朴汤的基础上加抗反流的药物，或利咽的药物，或调节情绪的药物。中医治疗从和胃降逆、疏肝理气、清热利咽、化痰降火等方面考虑。方剂如左金丸、越鞠丸、小柴胡汤、旋覆代赭汤、温胆汤、百合乌药散等，此基础上加减的药物有杏仁、炙枇杷叶、玄参、木蝴蝶、桔梗、冬凌草、射干等（从中选药），射干常用量6g，山豆根常用量6g。冬凌草的如此妙用，是我自浙江省中医院王坤根院长处习得，一般常用量15~30g。一点经验，供大家参考。

李秋芬：林院长、叶主任，山豆根剂量过大有可能会引起呕吐。

林胜友：是的，我最多用6g，但部分用过的患者也曾反映发生过呕吐恶心等不适，不知可有什么办法制其呕吐的不良反应？

叶蔚：林院长，我感觉生姜可减少山豆根不良反应，但未曾亲自用过，需查阅文献了解是何种生物碱引起的恶心呕吐。桔梗也有恶心呕吐的不良反应，我在临证时常用6g。山豆根价格偏贵，故我并不常用。另外，上次您推荐的鹅不食草代茶饮，患者反馈胃肠道反应较大，服用后半小时就出现胃痛、腹泻等不适。听患者反映后，我自己用3g尝试，10分钟就胃部胀闷不适，30分钟后腹泻，看来用鹅不食草务必谨慎。

林胜友：叶主任，桔梗用量我最多用至12g，无明显不良反应。鹅不食草用法自徐志瑛主任处学得，最大量不过3g，超过3g也有恶心，用于咽痒，患者描述恨不得用手去抓咽喉痒者，效甚好，加甘草6~9g可以减轻不良反应。

陈启兰：林院长，桔梗我常用 12g，姜半夏 15g，牛蒡子最多 6g，未发现不适症状。

林胜友：牛蒡子我长年用 12~15g，很放心。广东医生朋友告诉我，他们加入食物中用，是某知名凉茶主要成分之一。此外，我常用牛蒡子通便，可用枳实 12g，牛蒡子 15g。下面与大家分享一个病例。有一个患者感冒初愈，血常规正常，肺CT无异常，鼻塞流涕已愈，但咳嗽，无痰，咽痒明显。处方如下：连翘 2g，鹅不食草 1g，胖大海 2~3g，桑叶 2~3g，甘草 2~3g，或加黄芩或射干或干姜 1~3g，滚水冲泡代茶饮，效甚好。

李涛：感谢林院长分享，临床上有些咽喉梗阻患者，按梅核气治疗效果不好。虽然也有咽喉梗阻感，但其梗阻感往往是持续性的，持续数月甚至数年，与梅核气时作时止不同。另外，其咽后壁往往出现肥厚肿胀及淋巴滤泡。临床上属于感冒后遗症，或慢性咽炎，或合并胃食管反流，辨证属湿痰郁热、痹阻上焦焦膜者，宜以《温病条辨》上焦宣痹汤为主治疗。湿痹胸膜明显的，往往出现胸闷，或微痛，喜深透气或叹气；影响到心肺者，可以出现心悸、咳喘等症状，检查心肺往往无器质性病变，因为病变其实主要在焦膜。

朱黎红：李主任，我开始接触上焦宣痹汤时也被他的文章吸引而信心满满，但用后效果一般。不知道是不是辨证用药不够准确？

李涛：朱主任，我临床应用感觉效果不错，而且关键是对这类患者几乎是不可替代的方法。

王哲藤：关于梅核气，个人还有一些体会：《外台秘要》以五膈丸通治五膈，《经心录》对五膈的主症描述基本与梅核气相同。临床常见咽中如有物阻或烧灼感，伴见食不下、气逆上冲症，常见心慌、肠鸣、呃逆、纳差、反酸等症，舌见紫暗或暗瘀。其病机为脏寒阳虚。药用附子、肉桂、细辛、川椒、干姜、吴茱萸。另视病机合生脉或下气或苦寒或消食之法。这个方子不仅针对梅核气，而且临床上对一些胃肠道疾病、冠心病也有很不错的疗效，也用其治过几例失眠，比较大的缺点大概就是口感太差。

林胜友： 王主任，这应该是现代的食管反流，且是脾胃虚寒者。治病求本，旋覆代汤合良附丸辈即可奏效。

王哲藤： 阳虚脏寒，本在少阴。脾胃虚寒者也有。

林胜友： 食管反流如寒热交杂，半夏泻心汤辈可也。

王哲藤： 寒热错杂是一个很大的病机概念。具体到用药可以有泻心类方、柴胡类方、乌梅五膈类方、东垣的升阳类方。从表里或从脏腑脾胃、肝脾、心肾都可以有寒热错杂的形态出现。

林胜友： 个人认识，有认真系统完整学过中医者，中医辨证十不离八九，但选方用药，尤其是剂量、药对却大有讲究。如附子，我最多用60g，最少3g。现有一肿瘤患者最大剂量桂枝30g，白芍60g，甘草12g，效果明显，疼痛时连吗啡也不用，生活可以自理，至今已用近半年，也无甚不适或不良反应。

郑文龙： 林院长，谈及梅核气，单以咽中异物感来我处就诊者少，但临床兼有咽喉不利症状的患者却很多，对此我也有一些个人经验分享。戊戌年火运太过，初之气至三之气和五之气，用半夏厚朴汤的效果多不理想，四之气厥阴加临，有些患者反映效果很好。火逆上气，咽喉不利，麦门冬汤主之。2023年用麦门冬汤的机会很多。另外仲景甘草汤、桔梗汤使用机会也不少。胃脘痞塞，咽喉不利，仲景栀子豉汤和栀子生姜豉汤多能解决。若有饮邪，生姜半夏汤很好用。终之气湿土加临，这时咽喉不利患者相对少一点。兼有感冒的，葱豉桔梗汤和海藏神术散用得比较多。虚火上炎的，我多用引火汤。目前已交己亥初之气，阳明燥金加临厥阴风木，这段时间用药比较容易见效，这里就不多说了。

陈叶青： 林院长，梅核气常规方药无效时，可以尝试从伏气温病的角度论治。临床上很多慢性肾脏病、风湿免疫病患者，在疾病发作，甚至在缓解期，多伴有咽喉不适，从伏气温病的角度，寒温并用、温清并用、清透并用……如附子、熟地黄、细辛配伍大青叶、黄芩、金银花、牛蒡子、连翘、荆芥、防风等药，灵活配伍使用出奇效。中医讲"一病有一方，一方有一药"，咽喉疾病选药一定要有针对性。

胡一舟：同感，前段时间有些患者流感发热后遗留咽痛、咽痒、咳嗽，舌尖红，苔黄腻，咽红滤泡增生明显，陈老师的方法我也用过，不过我加了一个百药煎佐制一下，药后一些患者会出现夜间一过性剧烈咳嗽，但次日能缓解。用了其他很多方法治疗这种湿热性质的咳嗽都乏效。

林胜友：陈医师，气温病又称伏邪温病，是指感邪后未即时发病，邪气伏藏，逾时而发的温病。伏气温病属于外感热病的一种，其特点是当邪气侵犯人体时，由于体质较弱，邪气不能被消灭或排除，也不能应期发病，而是在一定条件下保持整体的平衡，使邪气伏藏待机，这种潜伏于体内的邪气被称为"伏气"或"伏邪"，到了内外环境条件有利于毒邪时，或"伏气"自内而发，或"伏气"为时令之邪所诱发，邪毒暴张，干扰或破坏了体内正常生理状态而发病，初起即以里热证或营血分证为主，而与当令时邪的致病特点不相符合。随着历代医家对伏气的深入研究与阐发，促进了温病学不断发展与成熟，因此，伏气学说在温病学中仍居重要地位。

王曾：请问老师，《黄帝内经》《伤寒论》里的温病是否都从伏邪温病论之。即所谓"冬不藏精，春必病温"，明清叶天士、吴鞠通又另加了新感温病，即"温邪上受，首先犯肺"，温病也从新感和伏邪分别论之。

陈叶青：《黄帝内经》里讲"一阴一阳结谓之喉痹"，所以治疗咽喉疾病还是要从少阴、少阳两经来论治，这是大的原则。《黄帝内经》也讲"冬伤于寒，春必病温，冬不藏精，春必病温"，哪里伤了寒、哪里失了精？伤寒、失精多在三阴经，以少阴、厥阴为主。春必病温，春应少阳，少阳之上，火气治之，少阳发病，表现出咽喉的红肿疼痛。所以治疗时温少阴、厥阴之寒，补少阴、厥阴之精，清少阳之热毒，这些药一定要联合使用，根据患者症状的轻重，寒温并用、温补并用、清透并用……剂量要灵活加减,《伤寒杂病论》里升麻鳖甲汤、麻黄升麻汤、三黄汤、侯氏黑散等都是很好的处方。临床上风湿免疫疾病、部分肾脏疾病、自身免疫性甲状腺炎、肿瘤等疾病,可以从温病的角度治疗。

王曾: 陈老师,是因为温病经过三焦辨证,常外有邪气加内有伏邪,故内外合邪,发于下焦肝肾营血分,因此容易引起临床的一些肾脏病症状。而肾脏病患者往往因感冒加重,其最初的表现症状类似于咽痛咽痒,即说明已感外邪,出现少阴厥阴之证?

陈叶青: 温病除了我们平时理解的,多因感受温热之邪而引起以热象偏重,易于化燥伤阴为特点的急性外感疾病以外,其实也可以试着从另外一个角度来认识,比如风湿免疫疾病、部分肾小球肾炎等疾病,多表现出反复发作、时轻时重的特点,急性发作的时候可出现咽喉疼痛、皮疹等“伏邪”外发的症状,这些也可以看作是温病发作。

陈启兰: 陈医师,使邪有外达之机?

陈叶青: 是的,一些免疫相关的炎症性疾病发作时可以试着从伏气温病的角度来治疗。

陈启兰: 慢性病有从口入者,有从鼻入者,有情志致病者,有遗传或环境致病者,多存在伏邪致病的特点,有些甚至成穴做巢了。治疗上依然遵从辨证治病,没有多少创新的地方。

蔡苑如: 梅核气中医是根据症状来诊断的,个人觉得还要明确一下西医学的疾病,因为这个症状在好几个疾病中可出现。我临床上遇到不少,所以我常带心理量表出诊。关键是梅核气除了常见于大家所说的这些疾病,相当一部分患者存在心因性疾病。排除心因性疾病后,对轻度异常者采用疏肝理气的方法,中度以上异常者需要与心理科共同干预,常常会有效果。中医用药可以按照辨证的方式,但如果能明确西医学的诊断,可在辨证的基础上加上辨病。

张一鸣: 梅核气大多责之为痰气交阻,从疏肝理气化痰论治者确实很多。然而临床亦见有属阴虚火旺者，盖肾经循行过喉，肾阴亏虚、相火循经上炎咽喉所致，尤其多见于伴有更年期综合征的妇人，可予麦味地黄丸加连翘、桔梗、玄参、甘草等药，热盛加黄柏、知母、射干，咽干咽痒明显加木蝴蝶、青果，心烦急躁加夏枯草、栀子。

【小结】

梅核气之为病，自觉咽中似有梅核阻塞，咯之不出，咽之不下，时发时止。临床症状，以咽有异感为主，无碍进食，多随情志波动而发。普见于成人，多为女性，更年期者尤甚。查咽喉、食道及其余器官，均无器质性病变。此病颇类西医学所谓咽部神经症、癔球症、胃食管反流病、咽异感症。

究其病因，盖平素情志抑郁，肝失条达，肝郁气逆，气逆于上，结于咽喉而为病也。或思虑伤脾，或肝郁日久，横逆犯脾，以致脾失健运，运化失司，津液不得输布，聚湿生痰，痰气互结于咽而为病。

辨证要点：首辨证候虚实。其病程较长，初病多属实证，久病多属虚实夹杂之症。实证多见于素体壮实者，素体亏虚者则以虚证为主。然病情日变，素体壮实者亦可现虚证，素体亏虚者亦可现实证，虚实夹杂不定，当谨辨虚实也。次辨气郁、痰结之轻重。其病机以气郁、痰结为主，盖由情志不畅，肝郁脾虚，痰气交阻于咽所致，故当明辨轻重，对症用药也。治宜理气解郁、化痰散结。

其病辨证分型论治如下，临床所分者为肝郁气滞证、痰气郁结证、痰热互结证、气滞血瘀证、心脾两虚证、阴虚火旺证。

肝郁气滞证：症见咽有梗阻之感，嗳气频作或呃逆，胸胁胀痛，走窜不定，易太息，嗳气则舒，遇怒则剧，舌淡苔薄白，脉弦。治法：疏肝解郁，理气散结。方药：柴胡疏肝散或越鞠丸加减。

痰气郁结证：症见咽中如物梗塞，咯之不出，咽之不下，不碍进食，情志波动则剧，多疑善虑，胸胁胀满，嗳气叹息，口腻痰黏，咳吐不爽，舌边尖红，苔薄或腻，脉弦滑。治法：疏肝理气，化痰散结。方药：半夏厚朴汤加减。

痰热互结证：症见咽似异物堵塞，胸胁满闷，烦躁易怒，失眠多梦，咳痰黄稠，口干，便秘，舌红苔黄腻，脉滑数。治法：清热化痰，疏肝理气。方药：温胆汤加减。

气滞血瘀证：症见咽喉不适，如有异物堵塞，空咽明显，无碍饮食，胸胁胀痛，月经不调，量少而紫暗，舌质瘀暗，或有瘀斑，苔薄白，脉细涩。治法：疏肝理气，活血化瘀。方药：血府逐瘀汤加减。

心脾两虚证：症见咽有异物感，不思饮食，口中无味，面白神疲，少气懒言，或长悲欲哭，夜寐不实，易惊醒，或惺恐不安，小便清长，大便溏薄，舌质淡，苔白，脉弱。治法：益气健脾，养心安神。方药：归脾汤加减。

阴虚火旺证：症见咽干痒，渴喜冷饮，咽有堵塞感，手足心热，面色潮红，可有头晕、耳鸣、口苦、小便黄之症，舌质红，无苔或少苔，脉细弱或细数。治法：滋阴降火，润燥利咽。方药：麦味地黄丸加减。

吾辈以为，此病多缘于情志失调，查咽多无异常，亦可见于慢性炎症。其要乃由气滞引起，与咽炎、食管功能异常密切相关。气机郁滞，痰气交阻，化火上炎，乃其核心病机。故治法多以疏肝理气、清泄上焦热为主，常用半夏厚朴汤诸方。辨证重在辨其痰、气，痰当辨湿燥，气当辨滞逆，方可加减用药也。痰气凝滞者，以半夏厚朴汤为主方，其效理气甚于化痰，加旋覆花效更佳。咽后壁有滤泡，局部分泌物增多者，则为痰凝。当以降肺胃化痰，疏肝清热治之，加海藻、昆布，使之溶散。舌红少苔者，为阴虚火旺，当用玄麦甘桔汤、麦味地黄丸，酌加养阴润肺之品，加川贝母、青果诸药。其病若时轻时重，时发时止，年久不愈，当从瘀论治。清代医家傅山指出："久病不用活血化瘀，何除年深坚固之沉疾，破日久闭结之瘀滞？"奇症怪病宜从瘀论治。清代《医林改错》曾载会厌逐瘀汤治疗慢喉暗、喉痹等属气滞血瘀者。

　　现代研究表明，本病与胃食管反流病、慢性咽炎、咽异感症诸疾相关。临证以半夏厚朴汤为主方，酌加和胃降逆、疏肝理气、清热利咽、化痰降火诸药。方剂如左金丸、越鞠丸、小柴胡汤、旋覆代赭汤、温胆汤、百合乌药散等，可辨证加减冬凌草、射干、杏仁、炙枇杷叶、玄参、木蝴蝶、桔梗、牛蒡子、鹅不食草诸药。鹅不食草，常用于咽痒不适，效甚佳，量不可过3g，否则或致恶心不适，可酌加甘草6~9g，以缓其不良反应。感冒初愈，不见鼻塞流涕，犹咳而无痰，咽显痒者，可用连翘2g，鹅不食草1g，胖大海2~3g，桑叶2~3g，甘草2~3g，或加黄芩、射干、干姜各1~3g，滚水冲泡，以代茶饮，效甚佳。此外，胃食管反流病所致者，辨证为脾胃虚寒者，可用旋覆代赭汤、良附丸加减。胃食管反流而致，辨证为寒热错杂者，可以泻心汤类方、柴胡剂类方加减。

（林胜友、王文龙）

潮热出汗

潮热者，可见于多种疾病，每以时至，其信如潮，故名也。成无己《伤寒明理论》曰："若潮水之来，不失其时，一日一发，按时而发也。"其类多矣，申时热盛者，谓日晡潮热；午后发者，谓午后潮热；夜间发者，谓夜间潮热；自内外透者，谓之骨蒸潮热。多见于更年期前后，常伴汗出、心悸诸症中医断其病机曰阴虚、湿热、胃肠实热所致也。今之所论，诸科辨治潮热出汗之特色也。

吴炳辰：曾治一乳腺癌、胰腺癌双原发癌多发转移患者，2017 年 9 月 22 日下午就诊。患者诉：出汗多，当日已湿透三套被褥，怕冷，当日气温 25℃，患者裹以棉夹克，汗出不止，恶风寒，手冷，无发热，伴腹痛，无恶心呕吐。予桂枝附子汤温阳止汗，处方如下：桂枝 15g。白芍 15g，炙甘草 10g，大枣 10g，生姜 10g，附片 10g。颗粒剂，3 剂。患者约于当日 16：00 开始服用半剂，于 17：10 至患者床边询问汗出是否减少，患者诉刚喝完，可能效果没这么快。嘱其再以开水冲 1 剂，趁热慢慢喝掉，药后再喝一碗热粥。次日查房时，患者已服用 2 剂，诉汗出明显减少，至 3 剂服完，汗出基本消失。患者肿瘤晚期，后多次住院，未再出现多汗症。该患者属于肿瘤科多汗症，跟潮热盗汗不太一样。

林胜友：吴医师，你的案例不应属潮热出汗。应该是营卫不和，阳气不足。

吴炳辰：是的，林老师。乳腺癌患者潮热汗出的情况比较多吧，您一般都用什么方法？

林胜友：乳腺癌、前列腺癌发病时，潮热出汗发生率较高。使用内分泌治疗后，乳腺癌患者雌激素水平下降，前列腺癌患者雄激素水平下降，潮热出汗发生率明显上升。对乳腺癌升雌激素、前列腺癌升雄激素治疗后，潮热出汗明显改善，但对于抗肿瘤治疗却起到了相反的作用。乳腺癌患者内分泌治疗期间潮热出汗与女性更年期潮热出汗的西医病因相近，但治疗不同。曾见一前列腺癌患者，因使用康士得、诺雷德抗雄激素治疗，病情控制很理想，前列腺特异抗原（PSA）近降至 0ng/mL。因乏力畏寒明显、夜尿多、潮热出汗，自认为肾阳亏虚，服壮阳药酒，诸症明显缓解……后拒门诊，数月后腰痛，检查发现多处骨转移，PSA 升至 60ng/mL。

陈海玲：林院长，在前列腺癌和乳腺癌后期的内分泌治疗患者中，滋补肾阴法用得偏多。前列腺癌患者在应用温补肾阳的治疗过程中确实遇到过总前列腺特异抗原（TPSA）升高的情况。临床上和其他医生也探讨过在前列腺癌治疗中，中医药是补肾阴还是补肾阳的问题，如果表现为阳虚症状，是阴阳双补还是阴中求阳，需要具体分析。

林胜友：陈主任，对于前列腺癌基本的治疗，我从不用补肾阳药，哪怕有明显的肾阳虚也不会用。我觉得补肾阳会升高雄性激素，如肾阳虚明确，影响生活，那也是采用中医阴中求阳之法治疗，乳腺癌的治疗也用这种思路。对于前列腺癌患者，我还告诉他，雄激素抑制治疗是保命治疗，雄激素下降，就有畏寒夜尿多、乏力等情况，这是一部分治疗结果，要有耐心……

庞德湘：林院长，乳腺癌内分泌治疗后出现潮热汗出，同样是用调补冲任法，但应该注意内分泌治疗和原发病症的关系，前列腺癌的治疗也是一样，注意基础疾病与内分泌治疗的关系，用中药时应该结合西药药理进行辨证，我认为这才是中西医结合的关键。特别是癌症患者饮壮阳酒的问题，虽然怕冷问题解决了，但壮阳药或者酒引起的内分泌紊乱会导致肿瘤的复发转移。酒在癌症治疗中不应该再服用，属于禁忌慎用之类。

孙志刚：学生临床所遇到的更年期女性潮热病例较多，使用六味地黄丸、左归丸加减，病程长者疗效欠佳，病程短者效佳。所遇到的乳腺癌内分泌治疗患者和卵巢癌术后潮热患者亦多用此方。

嵇冰：个人认为不管什么原发病，自汗盗汗的病机就是书本所写的阴虚、气虚、阳虚、营卫不和，邪热熏蒸和血瘀。处方为知柏地黄丸、当归六黄汤、玉屏风散、右归丸、桂枝汤、龙胆泻肝汤、黄连温胆汤和血府逐瘀汤等，以证为主。但是临床上常有阴虚、气虚、湿热、血瘀等兼夹错杂，故处方应多方面兼顾。除外感外，需采用虚实辨证，并可加牡蛎散对症治疗。而对于外感出汗，治疗外感后汗出自然而愈。

朱文宗：个人点滴经验，当归六黄汤为阴虚内热盗汗高效方。

许建新：自汗与盗汗，均以从虚辨证为主。我觉得辨证与辨病结合，加上对症用药，如五倍子、五味子等，疗效可靠。

周天梅：妇人更年期潮热盗汗主要是肝肾阴虚火旺，更重要的一点是雌激素水平下降，可在栀子豉汤、百合地黄汤、甘麦大枣汤、当归六黄汤等基础上加补充雌激素药如淫羊藿，木瓜等，潮热会得到很好控制且不反弹。其他盗汗要辨证，有阴虚、气虚。如朱文宗主任所说，临床上桂枝加龙牡汤常用，也有例外。本人曾治一"120"司机，盗汗10余年，每晚需换2件衣服，曾用很多益气敛汗滋阴药无效，形体健壮。详问之，素喜饮酒，口苦，查舌苔黄厚腻，原为湿热阻遏气机，逼津液外出，遂甘露消毒丹，2周愈。

林胜友：谢谢大家分享，不知其他医师有何高见？章勤主任对妇科潮热出汗有非常丰富的经验，方便的话请指导下。

章勤：林院长，我其实也没什么特别的体会。更年期潮热出汗，轻者用何氏养血清肝方多能奏效，基本方为石决明、当归、杭白芍、绿梅花、煅牡蛎、淮小麦、甘草，但须加补肾药。辨一下阴阳，或选温肾淫羊藿、肉苁蓉之类，或加天冬、黄精、玉竹、柏子仁之类。迁延不愈者当仔细辨证。

陈启兰：章主任，更年期潮热出汗，多合并心慌、耳鸣。我的体会，最有效的是二仙汤，结合患者体质、兼夹症加减化裁使用。

刘清华： 个人经验是从脾胃论治。半夏泻心汤加海螵蛸、煅瓦楞子为主方，根据寒热虚实辨证加减。见效神速，大家有机会可以试下。

陈启兰： 今复诊一患者，双下肢汗出，辨为湿热下注，用加味二妙散2周缓解。曾有同门，治一半身汗出，先用血府逐瘀汤取效，跟上海颜乾麟老师抄方时请教，用补阳还五汤治愈。

赵海燕： 前列腺癌内分泌治疗的患者表现为肾阳虚证时，可以使用温阳药，但是味、量都不能大。我有一个患者，在对症治疗中没有出现PSA或者游离前列腺特异抗原（FPSA）升高，治疗时采用了阴阳双补法。

李涛： "阳加于阴谓之汗"，所以阳邪，如风（内风、外风）、热（虚热、实热、湿热、郁热、瘀热）和火（心火）为常见病因；另阳不摄阴亦可汗出异常，阳气亏虚亦为常见病机。病位多种多样，病机也不单纯。除一些常见证型外，下面这些类型的盗汗在临床也常遇到：

1.感冒后遗留盗汗：常伴乏力、纳差、口苦等，属正虚邪恋，少阳郁热，小柴胡汤加减效佳。

2.目合则汗：多见于小孩，刚入睡汗出，熟睡则止，属阳明热盛或阳明湿热，葛根芩连汤加减。

3.后半夜汗出：多属厥阴瘀热，曾治某肾病患者，盗汗十多年，几乎每天凌晨2~3点烦热汗出，后背为主，汗量大，常需换衣，舌质暗红。考虑厥阴瘀热，仿《伤寒论》小柴胡汤治疗热入血室法，以小柴胡汤透热转气，加牡丹皮、赤芍凉血行瘀。14剂汗大减，烦热汗出延迟至凌晨五点，再调理月余而愈。

王彬彬： 对于多次化疗后的患者，骨髓重伤，可以尝试使用补肾填精法，药用鹿角类、肉苁蓉、锁阳、紫河车、熟地黄、制何首乌，但需注意阴阳偏胜选择药物和剂量。

包自阳： 我们肾病科有很多患者应用激素加CTX治疗后出现潮热盗汗。

一般认为这些药物具有"纯阳"特征，"亢则害""壮火食气"，故伤阴耗气、助热是其主要特征。这些患者不仅潮热汗出，面赤，而且易激动，易怒。我一般用三才封髓丹合龙骨、牡蛎，并加柴胡解郁火。激素加环磷酰胺（CTX）也属于化疗，但跟林院长所提到的肿瘤患者化疗不一样。

邓德厚：曾会诊一肠癌姑息化疗患者，纳差、苔白厚、虚汗，辨证后用三仁汤加味治疗，虚汗好转明显。曾诊一肺癌放疗患者，辨为阴虚火旺，用当归六黄汤治疗效果不好，患者反馈药物口感也不好，后改玉屏风散合桂枝汤加味有点效果。

杨观虎：26年前在温州医科大学附属第二医院门诊时，治疗20多例男孩手淫过度导致盗汗的，一瓶六味地黄丸解决问题，从没用汤剂。

徐红：最近遇一男性中年患者，冬季盗汗，过季则消，年年用中药调理，疗效不一，据说其母亦如斯，是否为家族遗传？各位有何高见？

吴炳辰：肿瘤患者常见自汗症状，特别是晚期肿瘤患者。以前我们直接用煅牡蛎、苎麻根、糯稻根、瘪桃干也有效果，另外还有用五倍子敷肚脐者。有的是盗汗、自汗患者无潮热。

林胜友：对于化疗后的潮热盗汗，初期我从内科治，多次化疗者，从脾肾两虚、脾虚气陷治，宗东垣先生"阴火论"治。曾有学生对经治的100多例多次化疗患者进行临床数据挖掘分析，属脾虚阴火，方用补中益气辈加收涩之品煅龙骨、煅牡蛎、瘪桃干、浮小麦等，另为助脾阳用附子3g。有一类患者的汗出，杭州人叫蒸笼头，平素动则头汗淋漓；还有女性年过半百，出现反复潮热盗汗，白天动则头汗。不知各位是否有所见？如何治？

朱文宗：这种汗出，属气上冲者多见，桂枝类方可以考虑。

林胜友：桂枝有发散升阳之力，剂量应如何把握？白芍、甘草如何配比？

朱文宗：桂枝治气上冲，个人愚见关键是抓住桂枝体质与桂枝证。桂枝药证：汗出、恶风、脉缓、气上冲。桂枝用量可根据情况使用3～30g。

林胜友：这个桂枝汤可为。桂枝汤治诸不和，营卫不和、表里不和、左右不和、上下不和、脏腑不和、阴阳不和、气血不和……曾治左右手热度不同者数人，均有效。

张永华：中医的优势是整体观，认为病证和地域、性别、年龄、个性、体质、情绪等有关，所以诊治疾病需从多角度考虑（这样重复性差，是西医诟病中医的地方）。本人门诊中常遇潮热盗汗患者，但多伴情绪睡眠问题，所以我诊治患者时会看年龄、看个性、看情绪、看表情、听语声等情况。如年轻患者营卫不和多见；天癸已竭，肾虚为主，说话急促阴虚火旺为主；声音轻细营卫不和为主；心烦焦躁用黄连泻心汤、栀子豉汤等。但我的患者群和各位未必一致，所以体会仅供参考。

吴炳辰：曾治一肺转移癌术后1周、大汗淋漓患者，予桂枝汤原方，桂枝45g、白芍45g、甘草45g、大枣15g、生姜10g，加水1400mL，煮取600mL，当茶喝，第二天汗止。

林胜友：我使用桂枝汤时，开方的时候是每张方子取1/3的量，药取来之后交代她3剂一起煎，慢慢喝。乳腺癌患者尤其是内分泌治疗中出现潮热盗汗者，以疏肝滋阴为主，运用逍遥散加知柏地黄为主。忌补肾阳，盖补肾阳有升雄激素作用，雌激素来源相应增多，是拮抗内分泌治疗的结果。

邱芳晖：我在治疗盗汗时应用瘪桃干、浮小麦，效果是不错的。夜间出汗甚者，我也会加一点酸枣仁，助眠敛汗。

陈海玲：我有一些跟师心得，对于反复化疗的患者，药毒伤正，多以益气健脾四君子汤/六君子汤为基础方加益气固表玉屏风散（白细胞低下者多用）；阴虚潮热盗汗者加龙骨、牡蛎、知母、黄柏（血小板或者血红蛋白下降者多用）。上面邱老师所提几味药，还有五味子相互配伍在临床中经常使用，效佳。

【小结】

潮热之为病，发热如潮，以时而至，故称潮热。盗汗之为病，寐中汗出，醒来自止。概言之，"潮热盗汗"，热有定时，寐而出汗。此病可独现，亦可见于他疾。西医以潮热盗汗为主症之病，如甲状腺功能亢进、自主神经功能紊乱、风湿热、结核病、更年期综合征者，皆可按本病辨证论治。

潮热，系阴虚、湿热所致。盗汗，系阴阳失调，腠理不固，使汗液外泄失常而致。病理有虚实之分，然虚多实少，虚实可兼见或转化。

临床症状：潮热，发热如潮，以时而至；盗汗，寐汗津津，既寤则止，常见阴虚内热之症。

辨证要点：应以辨明阴阳虚实为要。潮热，起病甚急，病分虚实，虚多实少；盗汗，多为久病，数反复，病程长，多属阴虚内热。病程久者，可见阴阳虚实交互之证。潮热盗汗，多为阴虚，久或伤阳，可见气阴两虚，或阴阳两虚之证。

治法：潮热，宜滋阴清热、清利湿热、清热通腑；盗汗，宜益气、养阴、补血、调和营卫、固表敛汗；虚实交互者，宜据虚实主次而应之。

临床分为腑实潮热证、瘀血潮热证、阴虚潮热证、气虚潮热证、阴虚火旺证、心血不足证。

1. 潮热

（1）腑实潮热证：症见午后潮热，兼腹满而痛，大便秘结，手足汗出，甚则神昏谵语，烦躁不安，舌苔焦黄，脉沉实。治法：攻下热结。方药：大承气汤加减。

（2）瘀血潮热证：症见午后或夜间潮热，或寒热交作，伴有肢体、内脏固定疼痛，口干咽燥，不欲饮水，肌肤甲错，舌质紫暗，脉沉涩。治法：化瘀清热。方药：血府逐瘀汤。

（3）阴虚潮热证：症见午后潮热，伴手足心热，颧红，盗汗，失眠多梦，消瘦，舌红少苔，脉细数。治法：滋阴清热。方药：清骨散加减。

（4）气虚潮热证：症见上午或下午潮热，以上午潮热较多，也可见午后潮热，兼有面色㿠白，气短乏力，倦怠懒言，舌淡嫩，脉虚弱。治法：补气健脾。方药：补中益气汤加减。

2. 盗汗

（1）阴虚火旺证：症见夜寐盗汗，五心烦热，或兼有午后潮热，两颧色红，口渴，舌红少苔，脉细数。治法：滋阴降火。方药：当归六黄汤加减。

（2）心血不足证：症见盗汗或自汗，心悸少寐，神疲气短，面色不华，舌质淡，脉细。治法：养血补心。方药：归脾汤加减。

吾辈以为，潮热盗汗，多由阴虚、湿热、胃肠实热所致。肿瘤患者（前列腺癌、卵巢癌和乳腺癌患者尤甚），潮热盗汗频作，或与内分泌治疗相关。化疗所现潮热盗汗，初起可从内科论治，辨证后加用龙骨、牡蛎、知母、黄柏诸药。屡次化疗，若现脾肾两虚，可从脾虚气陷论治，宗东垣先生"阴火论"论治，补中益气汤加煅龙骨、煅牡蛎、瘪桃干、浮小麦诸收涩之品，若现脾阳虚，则加用附子3g。更年期妇女，潮热病例尤多，以六味地黄丸、当归六黄汤、二仙汤、左归丸、栀子豉汤、百合地黄汤、甘麦大枣汤等诸方加减，病程长者疗效不甚佳，病程短者则颇佳。亦可用何氏养血清肝方，基础方为石决明、当归、杭白芍、绿梅花、煅牡蛎、淮小麦、甘草。

补肾药可据肾阴亏虚或肾阳亏虚之异，酌情选药。若为肾阳亏虚，可用淫羊藿、肉苁蓉等；若为肾阴亏虚，可用黄精、玉竹、天冬诸药。迁延不愈者，尤当细加辨证。潮热盗汗常见病因有阴虚、气虚、湿热、胃肠实热诸类，临证多见虚实夹杂，故辨证论治宜辨证、辨病兼顾。感冒后遗盗汗，常伴乏力、纳差、口苦诸症，属正虚邪恋，少阳郁热，可以小柴胡汤加减，其效颇佳。目合则汗者，多见于童子，甫入睡则出汗，熟睡则止，属阳明热盛，或阳明湿热，可以葛根芩连汤加减。后半夜出汗者，多属厥阴瘀热，可以小柴胡汤透热转气，加牡丹皮、赤芍，凉血行瘀。肾病患者，久服激素及免疫抑制剂，而现潮热盗汗、面赤、易激、易怒诸症，盖伤阴耗气，以虚热为主，可以三才封髓丹合龙骨、牡蛎，并加柴胡，以解郁火。本病临证辨证，亦当虑及情志、睡眠，睡眠若不佳，可加用酸枣仁、煅牡蛎诸药，以助眠敛汗也。

（林胜友、王文龙）

咳　嗽

咳嗽之名，始见于《黄帝内经》，《素问·咳论》云："五脏六腑，皆令人咳，非独肺也。"此疾盖因肺失宣降而致，气因上逆而作声，或亦咳吐积痰也。病因各异，症亦不同。外感所致者，多伴发热、头痛、恶寒诸症，病急而促；内伤所致者，常无外感之症，病缓而长，多伴脏腑不和之证。此病乃临床常证，病因各异，效亦不一。

林胜友：咳嗽为临床常见病证，大多时候中医治疗效佳，但亦有部分咳嗽迁延难治，群医束手，不知诸位对咳嗽有何经验妙法？洗耳恭听。

傅骞：由我先抛砖引玉，向诸位汇报个人临床体会：①凡遇咳嗽，必首先排除重大疾病，尤其肺癌、肺结核等，谨防漏诊、误诊。曾闻外院有一案例，反复咳嗽半年，却未查胸片，最终确诊为肺癌，已伴脑转移，发现时为时已晚。②《黄帝内经》云：五脏六腑皆令人咳，非独肺也。前人此论在当今临床亦甚有指导意义，肝、肾、脾、胃、心、大肠功能失常皆令肺失宣肃，故临证时须仔细分辨脏腑，切勿一叶障目，仅着眼于肺，治病当求于本。③辨证时除常规的舌脉外，一定要注意咽喉是否红肿，舌脉俱寒，咽喉有热情况常有，须寒温并用。④忌口一定要重视，咳嗽尤其忌生冷、油腻、辛辣等物，否则严重影响疗效。

顾锡东：同意傅主任体会。对于感冒后期、气短咳嗽频繁者，我常选用止嗽散加养阴药物如沙参、麦冬、生地黄等，有时效果优于原方，盖久咳耗气伤阴之故也。

王文龙： 本人常用治咳小验方，与顾主任之言颇有异曲同工之妙。该方由豆豉、荆芥、防风、辛夷、射干、杏仁、桔梗、紫菀、冬花、炙百部、甘草组成，若伴高热则加石膏、青蒿，退热神速。此方虽药味平淡，但疗效却是不凡，深合"治上焦如羽"之理。

郑文龙： 提到"治上焦如羽"，咳嗽最忌苦寒猛药，某些医生不顾辨证，喜用大量苦寒之药，导致咳嗽迁延难愈。许仲帆老先生曾为杭州市中医院留下四张处方，现已研制成院内制剂。蝉贝合剂治疗上气道为主的咽痒无痰咳嗽，山耳合剂治疗下气道为主的痰热咳嗽，天沙露治疗阴虚少痰咳嗽，宣声合剂治疗喉咽部咳嗽。据祝光礼老师言，杭州市中医院的元老在治咳上多有建树，例如已故的盛循卿老院长治咳嗽以小柴胡汤打底，唐福安老先生善用一枝黄花治咳。

傅骞： 千方易得，一效难求。病机万变，体人人殊。咳嗽，有时真的很难治。如胃食管反流引起的咳嗽，辨证属肝火犯胃冲肺，严重时喝水都反酸，憋闷欲死，跺脚捶胸，这时中药下去，会加重症状，浓煎也不行。当然也许是我水平没到，辨证用药不准。

郑文龙： 傅老师，这种咳嗽，脏腑辨证从肝从胆从胃，关系确实不好摆，处方不好拟。若回到六气层面，从少阳厥阴和阳明太阴论治就简单了。仲景言"补用酸，助用焦苦，益用甘味之药调之"，分析厥阴是风化还是酸化，少阳是热化还是苦化，阳明是清化还是燥化，各有侧重，权衡用药。

傅骞： 太阴湿土虚寒，甘壅太过而辛散不足，阳明燥土积热，化火而不润。厥阴肝木酸收不及，辛窜横克，以致少阳胆火上冲。土不涵火，金不制木，木火刑金。不知如此分析是否合理？

郑文龙： 少阳不降，厥阴不收，脾不升降，上逆而咳。

傅骞： 这个病，少阳如何降，厥阴如何收，脾如何升降？或者说可选何方？

郑文龙：可参考《伤寒杂病论》之呕吐哕下利病等篇。

朱黎红：感谢诸位同道精彩分享，我谈谈我的见解。鼻咽部因素导致的咳嗽是临床中常见的咳嗽，我常选用彭坚《我是铁杆中医》中的几张方子，效果不错。对于一般的感染性咳嗽我喜欢用六经辨证结合时方，对慢性咽炎、哮喘效果显著，肺炎、支气管炎加用中药亦能提高疗效。单纯以咳嗽为主诉者，有时会无证可辨，尤其是咳嗽变异性哮喘，虽然运用疏风解痉止咳等法治疗亦有见效，但总体效果不如 ICS（糖皮质激素）吸入治疗。另外一些病毒感染后阴虚燥咳者使用抗感染、阿斯美解痉等治疗往往效果很差，但使用四川名中医江尔逊的顽咳方效果不错。

杨伟莲：临床上选方可根据舌苔，一般而言，正常舌苔、寒热象不明显者，选用华盖散加减；舌质明显偏红、舌苔偏黄、脉弦数、热象重者用麻杏石甘汤合黛蛤散加味；舌偏红苔偏少、中间裂纹，可选《时病论》中的清宣金脏法，并加入养阴药。如咽部局部干痒刺激性咳嗽，用百合固金汤；如痰湿重、舌苔厚腻、胃纳不香，用杏苏二陈汤加味。治咳，前胡、桔梗是药对；紫菀、款冬花化痰效果不错；肝火盛者常用黛蛤散；旋覆花降气，对咽痒咳嗽常有效；主诉有气上冲者选用苏子……上述经验来源于我院几位老中医，个人在临证时如此选方用药，进行加减，效果不错，供大家参考。

丁纪元：看书无一不能治。但现代有新病因新病机，譬如临床 TKI 药物所致间质性肺炎所致咳嗽常令我徒呼奈何，不过也可能自己水平不够所致。

林胜友：谢谢大家分享。2010 年时偶遇友人岳父，一名香港老教授，多年帕金森病，反复咳嗽 2 年，访遍医生未愈。坐而无事，言及病患，追问咳嗽状态，说每天咳嗽，痰少，咳久可有少量白痰，口干，晨起口苦，平时性格温顺。追问，常半夜因咳嗽而醒，晨起有咽痒或咽痛。分析：其看过杭州、香港不少名医，做过不少检查，医生均告知肺没大问题。考虑其咳嗽不在肺，咳嗽而醒，可能是胃内容物反流所致，予止嗽散加睡前吗丁啉一片试试，次日咳嗽即止。老教授千恩万谢，要送锦旗。告诉其病因为帕金森病贲门括约肌松弛，晚餐进食稍多，则夜间食管反流导致咳嗽，嘱备耐信或吗丁啉，必要时睡前服一片，至今未再发。得此病例启发，在临床上展开观察发现化疗后、胃手术后，不少咳嗽属反流性咳嗽。去年下半年，诊治一肿瘤患者，反复咳嗽，多处求医未愈，本人开中药处方，同样无效。后追问咳嗽时间，多为夜间睡眠时，无痰，白天基本不咳，考虑可能与睡眠环境有关。再追问，咳嗽起于用上新被子后，嘱换被子。患者两周后复诊，说换被子后不咳了，考虑新被内容物过敏。因数年前本人曾换所谓的大豆被，结果每晚过敏打喷嚏，后拆开被子看，发现大豆被质量不好，里面很多粉尘。所以现在遇到咳嗽患者，除问咳嗽时间、程度、痰色等外，会反复问有无晚上咳嗽、有无伴胸闷、是否需坐起来、有无反酸等情况。

王彬彬：同意林院长的看法，确实需要问咳嗽时辰，夜间还是白天厉害。经脉流注时辰，这些对辨证思路的启发很重要。夜咳厉害多阴虚，以沙参麦冬汤起底。也曾经碰到绍兴人民医院的一个同学，外感后夜咳，数月不愈，各种西药不效，丑时咳醒，按咳血方方意，予平肝养阴治疗。药物加减我通常按久咳用咸寒，加重海浮石、玄参，痰不多加瓜蒌、川贝润肺止咳，痉咳加僵蚕、地龙、蝉蜕。第二天晚上咳已止，然工作繁忙，停药后不久再发，再服，后期加香苏饮巩固。

朱黎红：按照六经欲解时的理论加入引经药的确能提高疗效，这方面龙砂医学流派有很多文章介绍。

张一鸣：十分赞同林师、王师及朱师观点，时间特点是指导咳嗽辨证的重要思路。晨起咳嗽明显者，即便干咳，也大多属于脾虚痰湿之证，当注意健脾化痰、培土生金之法；夜间咳嗽，除阴虚外，热入营分也是重要证候，可酌情在辨证基础上选用入营血之药，如赤芍、当归、牡丹皮等药。除六经欲解时外，子午流注理论在指导定时咳嗽时也具有相当的应用价值。如王师所言，丑时咳醒，多为肝经不利。此外，咳为小柴胡汤证之一，对于外感后迁延咳嗽、每日固定时间发作性咳嗽，多为邪在半表半里，宜小柴胡汤为基础加减。

嵇冰： 反流引起的咳嗽以夜间为主，黄煌教授喜用大柴胡汤，对很多患者效果很好。但治疗咳嗽关键还是辨病与辨证结合，如前面提的过敏性咳嗽、胃食管反流性咳嗽等。去年有一个干部保健任务，一领导咳嗽4个月，干咳无痰，平时会议发言多，会议中在主席台咳嗽比较尴尬。曾于省市多家西医院检查，胸部CT、过敏原、肺功能、舒张试验等无异常，予抗过敏药物等治疗无效。也曾到省级医院服用中药，未见好转。我诊脉发现气虚明显，予以止嗽散加党参、仙鹤草和蝉蜕，一周咳嗽好转，两周而愈。久咳患者一般都有虚证，常见阴虚，气虚患者也不少见。气虚我喜用党参。后该领导介绍其舅妈来看病，舅妈咳嗽一年余，上楼梯气急，诊查后考虑是哮喘，予苏子降气汤加减治疗，信必可都保吸入，复诊诉服用中药后气急咳嗽明显好转，当时西药还未曾吸入。

庞德湘： 私以为治咳关键仍是辨证论治，须明辨八纲和病位。北京周某，35岁。咳嗽3月余不愈来诊。顿咳少痰，日数十次不止，昼不得安，夜不得眠，咳则连声不止，吐出一丝白色黏痰方止，舌苔薄白脉细弦。问及病史及治疗经过，患者拿出大叠中药处方及检查报告单，皆止咳化痰清热之类也。每张7剂千元余。思之仲景，以小柴胡汤加减，当晚咳即停止。

林胜友： 同感。关键在于辨证。另外辨清病因也很重要，尤其是多方求医后不愈，一定要明确病因。

朱斌： 近期曾治一经年反复咳嗽老太太，口中和，大便不干，舌苔白腻，脉滑，辨证为寒湿咳嗽，予小青龙汤加减3剂而愈。小青龙汤对于表邪合内饮效果较佳，临床实际使用时发现对寒湿性咳嗽效果都不错。若合并化热，可用小青龙汤加石膏。另外，寒湿性过敏性鼻炎，也可用小青龙汤治疗。

郑文龙： 分享一个写好的病案，请大家指正。凉燥咳嗽、郁而化热案。

姓名：姚某。性别：女性。年龄：32岁。发病节气：大寒。

主诉：咽中有痰20余天，伴咽痛、发热1天。

现病史：近20天来咽干不适，有痰色白、不易咳出，自服感冒冲剂等后无明显好转，煎服紫苏、枇杷叶汤剂后，咽喉略畅。但昨日起发热、不恶寒，自测体温38℃左右，背强，咽痛，咳嗽，有痰，色黄白相间，略恶心，大便不畅，夜寐不深。

既往史：既往有慢性荨麻疹病史。过敏史：否认明显药物、食物过敏史。

体格检查：体温38℃、脉搏90次/分，呼吸18次/分，血压122/70mmHg，乏力神疲，咽部充血，扁桃体Ⅱ度肿大，伴有絮状渗出，双肺呼吸音对称，未闻及明显干湿啰音，心率90次/分，律齐，腹平软，无压痛，肝脾肋下未及，双下肢无浮肿。舌红苔薄黄，脉细数、右脉浮弦。

中医诊断：咳嗽病。证候诊断：风热犯肺。西医诊断：急性扁桃体炎。

初诊：2015年1月20日。

青年女性，大寒后3周起病，症见咽干咳嗽，有痰不易咳出，昨起发热不恶寒，但咽痛、背强，咳甚泛恶，痰黄白相间，大便不畅，夜寐不深。察其舌红，苔薄黄，脉细数右脉浮弦。证属凉燥犯肺，郁而化热。治用宣肺解表、清热利咽、润肺化痰，方药选用神术散、止嗽散和桑杏汤化裁。方药如下：

冬桑叶 9g	苦杏仁 12g	牛蒡子 9g	干葛根 15g
荆芥穗 9g	生甘草 5g	玉桔梗 6g	藏青果 12g
紫苏叶 9g	炙紫菀 15g	炙冬花 15g	浙贝母 15g
炒陈皮 6g	制半夏 12g	茅苍术 9g	炒防风 6g

大马勃 5g（包）

3剂，上15味，以水600mL，浸泡半小时，煎药机煎取300mL，二煎以水500mL，煎药机煎取300mL，合两煎，分3次服，日尽1剂。忌生冷、腥膻发物。

二诊：2015年1月25日。

经前治疗后，次日起体温恢复正常，咽痛好转。仍有咳嗽，痰少，黄白相间，不易咳出，无咳血、胸闷、胸痛、心悸表现，自感乏力，胃纳一般，大便已畅。查体：神清，咽充血不明显，扁桃体 I 度肿大，伴有絮状渗出，双肺呼吸音对称，未闻及明显干湿性啰音，心率 80 次 / 分，律齐，舌红苔薄白，脉浮虚。月经先后无定期，末次月经 2014 年 12 月 22 日。

治法：疏风清热，肃肺化痰，兼以调经。

方药如下：

冬桑叶 9g　　苦杏仁 12g　　生甘草 5g　　玉桔梗 6g

西青果 12g　　炙紫菀 15g　　炙冬花 15g　　浙贝母 15g

炒陈皮 6g　　制半夏 12g　　大马勃 5g　　乌玄参 12g

益母草 15g　　老苏梗 12g

7 剂，煎服法同前述。

按：咳嗽病因分外感、内伤两大类。外感咳嗽：风寒、风热之邪从口鼻皮毛而入。肺合皮毛，开窍于鼻，肺卫受邪，肺气壅遏不宣，清肃功能失常，影响肺气出入，而致咳嗽。内伤咳嗽：多因脏腑功能失调，如肺阴亏损，失于清润，气逆于上；或肺气不足，失于清肃；或脾虚失运，湿聚生痰，上渍于肺，肺气不宣；或肝气郁结，气郁化火，火盛灼肺，阻碍肃降；或肾虚，摄纳无权而气上逆，均可导致咳嗽。甲午终之气，阳明燥金加临太阳寒水，阳明之胜，清发于中，民病胸中不便，嗌塞而咳。主运太羽，客运太徵，寒热凌犯，火发待时。本患初感凉燥，客于咽喉，郁而化热，变生风热之邪，与血肉相搏，致使乳蛾肿大。

咳嗽一证，无论外感或内伤，均属肺系受病、肺气上逆，当以治肺为主，并兼顾脾胃等其他脏腑。临证应辨清寒热虚实，病邪浅深，选用宣通、疏理、清肃、润养之法。本患者外感咳嗽，邪客于肺，当先宣肺。然背强脉弦，知寒邪未去；乳蛾肿大，邪热已成，当先用宣肺达表、清热利咽之剂，方用神术散、止嗽散和桑杏汤化裁。以桑叶疏风清热、润肺止咳，杏仁苦温宣肺、润肠通便，以桔梗、苏叶之升疏邪外达，以青果、牛蒡之润，清利咽喉；再加荆芥、防风之辛散，紫菀、款冬花之润降，使邪从外解而痰气自消。宣表达邪，首推麻黄，然其人脉虚，而以海藏"神术散"代之，其发汗之力较麻黄略缓，但能辟秽止呕，以治泛恶。背中强，佐以葛根解肌发表。二诊，发热已退，仍有咽喉不利，去荆芥、苍术、防风之宣散，去葛根之解肌、牛蒡子之润泻，加玄参以清热散结，促进乳蛾消散。因其月经先后不定而脉弦，加益母草、苏梗以理气活血调经。所以加马勃者，因其能治"能清肺热咳嗽，喉痹，衄血，失音诸病"。

咳嗽病治疗是杭州市中医院的传统强项，前辈许仲帆老先生及其子楼狄主任对咳嗽治疗颇有心得。先生论治咳嗽，先辨上下。先生云，上者咽喉肺系也，属于西医学的咽喉炎等；下者太阴肺脏也，相当于西医学的下呼吸道病变，如气管炎、肺炎引起的咳嗽。以干咳为主，痰少或前2~3天有痰、3~4天后无痰多为"上部咳嗽"。咳嗽初期无痰或少痰、2~3天后痰量逐渐增多者多数为下部咳嗽，这种咳嗽患者有痰就咳、痰出咳停，良久有痰再咳、痰出不咳。

治上部咳嗽以清肺润喉为主，治下部咳嗽以清肺化痰止咳为主。治上部咳嗽，先生常在桑菊饮、止嗽散基础上，结合不同病位加减用药。如肺窍不利，鼻塞流涕，喷嚏时作，伍以防风、白芷、苍耳子；若病在咽喉，咳嗽咽痛，宗仲景桔梗甘草汤义，加用桔梗、甘草、西青果。若见咽喉瘙痒，连声作呛，合以木蝴蝶、白僵蚕、蝉蜕，严重者加用天竺子、五味子。病在咽喉以下，黄芩、桑白皮、浙贝母最为常用；痰多者则再加芦根、瓜蒌等品。又云，外感咳嗽，在外邪未清之前，不可妄用敛镇之剂强止其咳。敛镇之剂可阻遏肺气的宣通，不能使邪外达，纵然暂时见轻，也常反复，终不能治彻。更不能认为久咳属虚，而妄投补益之剂。总应开门散邪，宣通肺气，因势利导，则咳嗽可除矣。

咳嗽是一种临床常见病症，中华中医药学会内科分会肺系病专业委员会于2011年2月制定发表了《咳嗽中医诊疗专家共识意见（草案）》，在某种程度上说明了中药治疗咳嗽的重要性和有效性。本患者咳嗽，伴有发热，未用西药而体温很快恢复正常，经月证候一周痊愈，也印证了中药治疗咳嗽的可靠性。

【小结】

咳嗽之为病，因外感或内伤，而致肺失宣肃，肺气上逆，冲击气道，而出咳声，或兼伴咯痰也。有声无痰者为咳，有痰无声者为嗽，痰声并见谓之咳嗽。临床多为痰声并见，故以咳嗽名之。《素问·宣明五气》说："五气所病……肺为咳。"明·张景岳执简驭繁，将咳嗽分为外感、内伤两大类。《景岳全书·咳嗽》指出："以余观之，则咳嗽之要，止惟二证。何为二证？一曰外感，一曰内伤而尽之矣……但于二者之中当辨阴阳，当分虚实耳。"此病颇类西医学所谓上呼吸道感染、支气管炎、支气管扩张、肺炎诸病。

外感者为外感六淫、疫病时邪，及其余外因所致；内伤者为饮食、情志、他脏疾患诸内因致脏腑失调，内生病邪。二者均为病邪令肺气不清，失于宣肃，迫气上逆而作咳。其病位，主脏为肺，而及肝脾，久则及肾。基本病机，乃内外邪气干肺，肺气不清，肺失宣肃，肺气上逆，迫于气道而为咳。其病性，外感者属邪实，为六淫外邪犯肺，肺气壅遏不畅所致；内伤者，邪实与正虚并见。内伤、外感咳嗽又常交互影响。外感者迁延失治，邪伤肺气，可转为内伤者；内伤者，因脏腑失调，卫外不足，易致外感。病理因素以痰、火为主。

临床症状：主症为咳嗽，咯痰或无痰。外感者，发病急，病程短，常伴恶寒发热诸肺卫表证。内伤者，数反复，病程长，多伴气喘及其余脏腑失调之症。

辨证要点：首辨外感、内伤之别。外感者多为新病，起病急，病程短，常伴恶寒发热、头痛等肺卫表证，多属实证。内伤者多为久病，常反复，病程长，可见他脏兼证，多属邪实正虚。外感者以风寒、风热、风燥为主，均属实，而内伤者之痰湿、痰热、胃气上逆、肝火犯肺，多以邪实为主，兼有虚象，阴津亏耗者则为虚证。次辨痰之色、质、量、味。咳而少痰者，多属燥热、气火、阴虚；痰多者多属湿痰、湿热、虚寒；痰白而稀薄者多属风、寒；痰黄而稠者多属热；痰白质黏者多属阴虚、燥热；痰白清稀，透明而呈泡沫状者多属虚、寒；咯吐血痰，多属肺热、阴虚；脓血并见者，多为痰热疠结成痈之候；咯吐痰色粉红而呈泡沫状者，兼见气喘、难呼吸，多属心肺阳虚，气不主血；咳痰有热腥味或腥臭气者多属痰热；味甜者多属痰湿；味咸者多属肾虚。

治则：外感者，宜祛邪利肺。内伤者，标实为主者，宜祛邪止咳；本虚为主者，宜扶正补虚。又应整体论治，兼顾脾肝肾诸脏。咳或感外邪，或患内伤，或兼而有之。故治随证出，法从候来，止咳而外，尚有散寒、清热、润燥、疏风、缓急、宣肺、化痰、利咽、降逆、泻肝、养阴诸法。有所禁忌，外感者忌用补涩之品，以免滞邪；内伤者忌用汗法，以免耗损气阴。用药当轻清而平和。《石室秘录》云："肺乃娇脏，咳轻治不可重施。"当畅大便，盖肺与大肠皆属金，肺主宣发肃降，可助大肠排便，大便既畅，亦有利于肺主宣发肃降也。

其病辨证分型如下：风寒袭肺证、风热犯肺证、风燥伤肺证、痰湿蕴肺证、痰热郁肺证、肝火犯肺证、肺阴亏耗证。

1. 外感咳嗽

（1）风寒袭肺证：症见咳嗽声重，气急，咽痒，咯痰稀薄色白，鼻塞，涕清，头痛，肢体酸楚，恶寒发热，无汗，舌苔薄白，脉浮或浮紧。病机：风寒袭肺，内袭于肺，肺气失宣，肺气闭郁，不得宣通。治法：疏风散寒，宣肺止咳。方药：三拗汤合止嗽散加减。

（2）风热犯肺证：症见咳嗽频剧，气粗或咳声嘶哑，咯痰不爽，痰黏稠或黄，喉燥咽痛，口渴，鼻流黄涕，头痛，身酸楚，或恶风，身热诸表证，舌苔薄黄，脉浮数或浮滑。病机：风热犯肺，肺失宣肃。治法：疏风清热，宣肺止咳。方药：桑菊饮加减。

（3）风燥伤肺证：症见干咳，连声作呛，喉痒，无痰或痰少而黏，不易咯出，或痰中带血丝，咽喉干痛，唇鼻干燥，口干，鼻塞，头痛，微寒，身热，舌质红干而少津，苔薄白或薄黄，脉浮数或小数。病机：风燥伤肺，肺失清润。治法：疏风清肺，润燥止咳。方药：桑杏汤加减。

2. 内伤咳嗽

（1）痰湿蕴肺证：症见咳嗽反复，咳声重浊，痰多，因痰而嗽，痰出咳平，痰黏腻或稠厚成块，色白或带灰，每于晨时或食后作咳而多痰，进甘甜油腻之食则加剧，胸闷，脘痞，呕恶，食少体倦，大便时溏，舌苔白腻，脉象濡滑。病机：脾失健运，聚湿生痰，上渍于肺，阻遏肺气。治法：燥湿化痰，理气止咳。方药：二陈汤合三子养亲汤加减。

（2）痰热郁肺证：症见咳嗽，气息粗促，喉中有痰声，咯吐不爽，或有热腥味，胸胁胀满，咳时引痛，痰多稠黄，或咯血痰，面赤，或伴身热，口干欲饮水，舌质红，舌苔薄黄腻，脉滑数。病机：痰热束肺，肺失肃降。治法：清热肃肺，豁痰止咳。方药：清金化痰汤加减。

（3）肝火犯肺证：症见上气咳逆阵作，咳引胁作痛，常感痰滞咽，咯之难出，量少质黏，或如絮条，症可随情志而变，胸胁胀痛，咽干口苦，目赤，舌红或舌边红，舌苔薄黄少津，脉弦数。病机：肝郁化火，上逆侮肺，肺失肃降。治法：清肺泻肝，顺气降火。方药：黛蛤散合泻白散加减。

（4）肺阴亏耗证：症见干咳，咳声短促，痰少黏白，或带血丝，声渐嘶哑，口干咽燥，午后潮热，颧红，盗汗，日渐消瘦，神疲，舌质红少苔，脉细数。病机：肺阴亏虚，虚热内灼，肺失润降。治法：滋阴清热，润肺止咳。方药：沙参麦冬汤加减。

临证可依咳声以断病情轻重，发音位浅则病轻，发音位深则病重。痰不易咳出者，病重；痰易咳出者，病轻。右脉浮大有力大于左脉者，多为外感咳嗽；左脉有力大于右脉者，多为内伤咳嗽。右寸脉有力，肺气不虚，易治；右寸脉无力，肺气已虚，难治。辨证除常规舌脉外，必察咽喉是否红肿，若是则多为火热内盛。难治性咳嗽，尤当查明病因，如夜咳为主，伴有咽痒，久治不愈者，则或兼有胃食管反流病。肿瘤化疗、胃癌术后诸类患者，夜咳为主者，多为反流性咳嗽。除反流性咳嗽外，以夜咳为主，昼鲜见咳或少咳者，则或与睡眠环境有关，过敏体质者换用新被，亦可致反复咳嗽也。故诊治咳嗽，除详询咳嗽轻重、是否咳痰外，亦当详询病史。如是否夜咳、反酸，睡眠环境是否改变，有无过敏体质。治咳嗽，首要者亦为辨证论治，当辨清阴阳表里寒热虚实及病因病位。咳嗽一证，无论外感、内伤，均属肺系受病、肺气上逆，故当以治肺为主，兼顾脾胃诸脏腑。盖脾胃为肺之母，土不生金，故常作咳；肺与大肠相表里，肺与胃同降右路气机，故治肺咳亦当通降胃肠腑气也。临证应辨清寒热虚实，病邪深浅，可用宣通、疏理、清肃、润养诸法。论治咳嗽，先辨上下。上者，咽喉肺系也；下者，太阴肺脏也。治上，以清肺润喉为主；治下，以清肺化痰止咳为主。外感咳嗽，外邪未清，不可妄用敛镇之剂，强止其咳。敛镇之剂，遏肺气之宣通，邪难外达，咳纵暂缓，必常反复，终难根治。亦不可谓久咳既虚，而妄投补益之剂。当开门散邪，宣通肺气，因势利导，以除咳嗽。患者亦当善调护，谨忌口，勿食生冷瓜果、肥甘厚味，及辛辣油腻诸食，以免助火、寒、痰，而剧其病。又当善调情志，盖肝属木，肺属金，肝气郁滞则侮肺金，肝气不升则肺气不降，亦剧其病。

（林胜友、王文龙）

发　热

发热者，临床之常症也，以外感、内伤两类为主。李东垣《内外伤辨惑论》，详论其异矣。外感发热者，受感六淫之邪，或温热疫毒之气，遂令营卫失和，脏腑阴阳失调而致也。内伤发热者，内伤而令气血阴阳两亏，脏腑失调而致也。明·王纶《明医杂著·医论》始见"内伤发热"之名，其书云："内伤发热是阳气自伤，不能升达，下降阴分而为内热，乃阳虚也，故其脉大而无力，属肺脾。阴虚发热，是阴血自伤，不能制火，阳气升腾而为内热，乃阳旺也，故其脉数而无力，属心肾。"外感发热，"六淫"多矣；内伤发热，多缘"七情"，阴虚、气虚、血虚、气郁、瘀血发热，皆其类也。诸君尽可畅谈中医治热之妙术也。

林胜友： 众所周知，发热有内伤、外感之别，是基层医疗单位常见病症。有些患者发热明显，西药虽能对症处理，但不知诸位可有中医退热妙法？

陈杰： 急诊科碰到发热者较多，明确病因非常重要，比如肝脓肿、血液感染、肿瘤、血清病等。不要误诊误治，也不要盲目单独用中药治疗。一些传染性疾病可以用中药治疗，但要做好隔离等措施。治疗上对于一般发热者我喜欢用六经辨证，高热者喜欢用卫气营血辨证。常用方剂如桂枝汤、葛根汤、小柴胡汤、白虎汤、清瘟败毒饮等。

林胜友： 同意陈主任的说法。关于发热，有病原体（如细菌、病毒等微生物）性感染，中药可用清热药如石膏、大青叶、金银花等，有一定疗效。中医辨证精准，中药有很好疗效，但总体上，病原体感染引起的发热，抗生素、非甾体类药的疗效占优势。而对于非病原体感染所致的发热，即功能性发热如气虚、阴虚者，中医占优势，通过调整阴阳即可退热。对于肿瘤性发热，中药芙蓉叶疗效很好，此经验从刘鲁明教授处学得，当年他多用于止痛，曾与他一起用于止痛研究。但芙蓉叶有伤胃的不良反应，脾胃虚寒及胃溃疡患者慎用。对于气虚发热，浙江省中医院已故杨继荪老专家常用补中益气汤，重用人参除热即甘温除大热。感染科郑文龙主任有何高见？

郑文龙：林院长，对于外感发热，严格地说没有定法，大多数人需要结合当年的运气情况。比如2016年用白虎加参汤；2017年年底我用麻黄加术汤，北方用藁葖汤；2018年冬至前用麦冬汤，冬至后到2019年年初用神术散。以上都是基于运气特点用药。但是有几点必须思考：①一两天退热说明中药的疗效是可以的，三四天或以上退热的，再说是中药的疗效就值得商榷了。②要观察退热以后的后续症状，如疲乏、咳嗽是否同时减轻或者消失。如果热退，而其他症状加重，这疗效又需要推敲了。③千万不要一看到发热就白虎、麻杏石甘、小柴胡、麻附细辛。我见过太多三四个方剂一起用的方子。长期发热者其辨证又复杂些，不能一概而论。我最近几年治疗的发热患者，可以给大家看看。印象比较深的有4例：一例是2015年年底系统性红斑狼疮（SLE）合并结核性多浆膜腔积液；一例是2017年年初亚甲炎发热；还有一例是确诊流感发热，患者坚持把交代了煎10分钟的中药，煎煮了半小时甚至一个小时；最近骨科病房有一个患者，高热两周，降钙素原(PCT)也升高，没用抗生素，加大补液量以后体温正常了，我百思不得其解。第一例是住院患者，经管医生不明白太阴中风当"下利乃愈"，居然让患者停药。后面两例很典型，用的是柴胡桂枝干姜汤，都是当天退热的。

林胜友：是的，郑主任。骨科这个患者我考虑为吸收热，常在创伤或手术后出现，予以输液、碱化尿液、加强排泄即可。如果液体量不够，不止发热，甚至可能出现痛风发作。如果不输液，可以温补中焦，患者大量饮水，增加利尿，同样可以退热。不少术后患者，无感染，术后因创伤出现吸收热、痛风，其实术后1~3天输液碱化尿液即可，无须用抗生素。仅仅是个人经验，供大家参考。

郑文龙：林院长，这个患者术前就有高热。当然，这个患者中药治疗不连续。还有，第一次辨证时在选用桂枝芍药知母汤和白虎桂枝汤之间犹豫，最终开了前者3剂。1周以后再会诊，舌干色绛苔剥，脉虚细数，表明邪入营分，于是改拟清营汤。

王文龙：外感发热初期患者多系病毒感染者，用小柴胡汤去人参加青蒿、金银花、连翘等，效果佳。若发热恶寒往来者，当在发热前一个时辰服之为宜。

朱斌：林院长，我们病区里最近也有个老太太长期低热，37.5~38.1℃，当时考虑辨证为寒热错杂之证，经用柴胡桂枝干姜汤加减3天后体温正常。

林胜友：朱主任是临床高手，谢谢传经。柴胡桂枝干姜汤中药物剂量是多少？以何为度？请赐教。

朱斌：林院长，该患者诊断为尿路感染，经过抗生素治疗后，体温有所下降，但后面发热不退。仔细询问，发现有口渴、口苦、舌红、烦躁、便溏，考虑为上热下寒之寒热错杂证，柴胡用了10~15g，生牡蛎30g，其余剂量和郑主任的剂量相仿。

林胜友：对于尿感发热，我用炒黄柏6~9g，淡竹叶6~9g，白毛藤30g。注意温胃，并让患者日饮水至少2000mL。不少西医嘱患者多饮水，却不知脾胃虚寒者无法多饮。故应重视温补中焦，方能多饮。同理，对化疗的肿瘤患者，不少医生嘱多喝水，但对脾胃虚寒者，若不温中无法多饮。有部分患者反映，大量饮水后出现恶心呕吐。

陈海玲：林院长，您说的情况临床比较常见。让患者喝水，根本喝不进去。那温中的药物选择如何？融入发热治疗的方剂中还是另有秘诀？

林胜友：我临床上用石膏很普遍，只是石膏寒凉易伤胃。临床上根据饮水量及有否反酸决定石膏量及用什么药以温胃扶中。

陈杰：感谢林院长指导。临床上遇气分高热患者，我一般不用退烧药，恐大汗夺气，用白虎汤加减效果挺好。

朱黎红：发热，是用一块大寒的石膏咣当一下直折其火，还是加用寒润的知母，边浇水边拍火，或是用苦微寒的麦门冬之类泼水灭火都取决于发热的程度、正气的强弱。关键是要辨清楚寒热、表里、卫气营血。

林胜友：朱主任，咣当一下，很形象。姜春华老先生有"截断"邪气之说，石膏清热好像也符合。

朱黎红：所以截断法中右关脉大就是有石膏证的，不在于是否发热。

陈叶青：石膏是阳明经一个解热药，阳明经的大热、大汗、大渴、脉洪大，石膏配知母，解热作用大大增强。太阳阳明合病，麻黄、桂枝配石膏；少阳阳明合病，柴胡、黄芩配石膏；太阴阳明合病，石膏配人参；少阴阳明合病，附子配石膏。所以说石膏是阳明经的药，但又不局限仅在阳明经使用，六经都可灵活配伍使用。

嵇冰：石膏我用得不多，没经验，我只用于气分发热和胃火牙疼，其他疾病很少用。

李秋芬：石膏甘辛，大寒，走肺、胃经。也就是说仅用于肺、胃经实热性疾病，其他不太适合。张锡纯喜用石膏，主要是石膏具有透热解肌的作用，说"治外感实热者，直如金丹"。

陈杰：气分高热或气血两燔者我一般石膏用30~60g。我自己亲身体会，牙龈炎牙痛发热，起初吃了西力欣加甲硝唑无效，后用白虎汤加减，石膏用30g，2小时后热退，牙痛明显好转，立竿见影。

朱斌：石膏我自己服用过，个人感觉寒性并不猛，所以有些人用到100g~200g，甚至500g。石膏还有产乳的功效，说明可用于哺乳期，可见石膏并不过于寒凉。张锡纯认为生石膏寒凉之力远逊于黄连、龙胆草、知母、黄柏等。

林胜友：朱主任，个人认为石膏还是寒凉的。石膏常用15~45g，而黄连一般3~9g。通乳可能不妥。不知章勤、赵宏利两位专家如何认识？我用石膏是根据患者脾胃的情况而定，范围6~60g，常用9~15g。

赵宏利：林院长，我遇到发热患者，基本上都是辨证为三阳经的，且以少阳为多，太阳、阳明单独出现的少，常与少阳相兼。用方频率上以柴胡类方为主，尤其是小柴胡汤、柴胡桂枝汤用得较多，其次是柴胡桂枝干姜汤。看大家在讨论石膏，我碰到阳明证很少，用的次数也很少，一般用15~30g，按蒲辅周经验，一定用生石膏。三阴经发热很少，我一般使用经方为主，时方也用，比如曾用补中益气汤治疗一例低热身痛1年患者。

刘小平：产乳：产，人或动物生子。《说文解字》生部："产，生也。"乳，生子。《说文解字》："乳，人及鸟生子曰乳，兽曰产。"《广雅》释诂一："乳，生也。""产"和"乳"为同义词连用。《金匮要略·妇人产后病脉证治》曰："竹皮丸。生竹茹二分，石膏二分，桂枝（肉桂）一分，甘草七分，白薇一分。治疗妇人乳中虚、烦乱、呕逆、安中益气。"张锡纯在《医学衷中参西录》石膏项批评，有些人不认真理解《神农本草经》"产乳"之经意，误解为石膏治妇人无乳和乳患疾病，指出"妇人乳中虚，乳中者，生之时也"。并告诫后人要领会"产乳"的真正经义。

郑文龙：非常同意刘老师的观点。因为不是妇、产科专业医生，下乳治疗确实碰到比较少。1月24日在丁桥碰到一年轻女子，产后2个月，奶水少，体质弱，开了两周资生汤，5味药，把生麦芽换成了石膏10g。到上周因为别的原因复诊，告知服药后奶水明显增加。可能是个案吧。林院长，要说到石膏用量，2016年以前经常用到50g以上，最近3年很少有用到30g。个人觉得，石膏退热，一般15~20g足够了。

朱斌：郑主任以前石膏剂量50g以上，现在剂量减少是出于什么考虑？

就是觉得量够了吗？

郑文龙：是的，朱主任，对大多数人来说剂量够了。去年冬天，我用石膏的方子更少了，只有三四张。

林胜友：我治放射性肺炎，无伴发感染者，一边是石膏，一边是黄芪、附子。我大剂量石膏主用于放射性肺炎。

李景琦：林院长，放射性肺炎，我们可根据六经欲解时指导辨证。我列几个病例同大家分享一下。

1. 姚某，女，1953年5月7日出生，肺癌伴胸膜、脑转移。因"发热咳嗽咳痰、痰中带血3周"来诊，体温36.4~38.3℃，每逢下午申时升高，子时汗出热退，伴气短、胸背胁肋皆痛，舌红苔薄黄略腻，脉沉细滑数。处方：北柴胡24g，嫩桂枝10g，淡干姜6g，天花粉15g，生牡蛎15g，生甘草6g，小川黄连6g，淡子芩12g。2剂，水煎服。当晚汗出热退，次日体温未再超过37.5℃，疼痛、气短好转。

2. 徐某，男，44岁，发热，心律失常。2018年8月20日因"发热畏寒9天"就诊，体温逢戌时升高，38.5~38.7℃，子时热退，伴有寒战、骨节酸痛，乏力，咽痒，略咳，舌红苔薄黄腻，脉沉弦而结。处方：北柴胡24g，嫩桂枝10g，淡干姜6g，天花粉15g，生牡蛎15g，生甘草6g，淡子芩12g。2剂，水煎服。此为阳明欲解时发热，当晚服药后汗出热退，未再发热，诸症消失。

3. 陈某，男，1966年9月22日出生，结肠癌术后7年，末次化疗后出现发热，体温每午后2~3时升高，37.8~38.2℃，略咳少痰，腹胀便溏，畏寒倦怠，面色㿠白，舌淡质胖，脉沉细，双寸浮滑，右关虚软。处方：原麦冬15g，桑白皮12g，鹅管石15g，紫石英15g，制半夏12g，炒甘草6g，淡竹叶12g，鲜生姜9g，津红枣10g，生晒参6g，嫩桂枝12g，炒白芍12g，北细辛3g，西防风6g，茅苍术6g，西青果12g。1剂后体温下降，3剂后腹泻10余次，体温正常。

【小结】

发热乃临床常见之症，可见之病甚多，含体温异常升高，及虽为常温而患者犹觉发热者。据病因可分为外感热证及内伤热证。外感者，乃外感六淫之邪，或温热疫毒之气，而令正邪相争，一时失衡，乃致发热，常见恶寒、面赤、烦渴、脉数诸症。内伤者，因饮食劳倦、情志失调、久病体虚、外伤出血诸内因，致使脏腑失调，气血阴阳失衡，而致发热，体温或升高或否，自觉发热，五心烦热。此病颇类西医学所谓感染性发热，非感染性发热见于功能性低热、肿瘤、血液病、结缔组织疾病、内分泌疾病等，以发热为主症者，亦可参考本病证进行辨证论治。

发热病位，初及一或数脏，久则遍及五脏。外感热证病机多为外邪入侵，营卫失和，正邪交争。内伤热证病机乃气血阴阳亏虚，脏腑失调。气滞、血瘀所致热证属实，气虚、血虚、阴虚所致者属虚。或由两种病机并作而致热证，如气郁血瘀、气阴两虚、气血两虚。热证病机繁复，可由一种或数种病因而致热证，初期实证居多，久之则多为虚实夹杂。病理性质：外感热证多属邪实，因毒致热；内伤热证，多邪实与正虚并见。内伤热证与外感热证又常交互影响。外感者迁延失治，可转内伤者；内伤者因脏腑失调，无力卫外，又易致外感。

热证临床症状：外感者因感外邪而致，其病猝起，病程较短，多为高热，外邪不除，则热证不减，初期常伴恶寒，虽得衣被而不减，常兼见头身疼痛、鼻塞、流涕、咳嗽、脉浮诸表证。内伤热证起病缓，病程较长，或数反复，多为低热，或仅自觉发热，然体温属常，鲜有高热者。其热时作时止，或发无定时，且多感手足心热，多不恶寒，或虽感怯冷，然得衣被则温，常兼见头晕、神疲、自汗、盗汗、脉弱诸症。

辨证要点：首辨证候虚实，当据病史、症状、脉象辨之。虚热，多见于气虚、血虚、阴虚、阳虚所致内伤热证，热势鲜甚，然缠绵难愈，常兼见其他虚象，脉多细数。实热，多见于外感热证，其病甚急，热势颇甚，病变甚速。此外，气郁、血瘀、痰湿所致内伤热证，亦属实热。邪实伤正，及因虚致实，而为虚实夹杂者，应辨其主次。次辨病情轻重，病程长，热势盛，长发热，或数反复，久治不愈，胃气衰败，正气虚甚，兼证多，均为病重者。反之，则为病轻者。若脏腑无实质病变，仅为常虚所致者，其病亦轻。

治则：外感者，由六淫及疫毒所致，入里化热；或温热之邪，由表及里而致热，或因脏腑失调，郁热化火，病机异，热证则同，故当以清热解毒、泻火凉血、清泻脏腑、滋阴退热之法，清除热邪，调和脏腑。内伤者，实火宜泻，虚火宜补。并当据证候、病机之别而择治法。属实者，宜以解郁、活血、除湿为主，酌情配伍清热。属虚者，应以益气、养血、滋阴、温阳为主。虚实夹杂者，则宜兼顾之。

临床常分卫表证、肺热证、胃热证、腑实证、胆热证、脾胃湿热证、大肠湿热证、膀胱湿热证、阴虚发热证、血虚发热证、气虚发热证、阳虚发热证、气郁发热、痰湿郁热证、血瘀发热证诸证。

1. 外感发热

（1）卫表证：症见发热恶寒，鼻塞流涕，咳嗽，头身疼痛，或口渴咽痛，或身重脘闷，舌苔薄白或薄黄，脉浮紧或浮数。病机：邪犯肌表，营卫失和。治法：解表退热。方药：风寒用荆防败毒散加减；风热用银翘散加减。

（2）肺热证：症见壮热，咳嗽或喘促，痰黄稠或带血丝，咯痰不爽，胸痛，口干口渴，舌红，苔黄，脉滑数。病机：邪热蕴肺，肺失清肃。治法：清热解毒，宣肺化痰。方药：麻杏石甘汤加减。

（3）胃热证：症见壮热，面赤心烦，口渴引饮，口苦口臭，舌红苔黄，脉洪大有力。病机：邪热内侵，胃热炽盛。治法：清胃解热。方药：白虎汤加减。

（4）腑实证：症见壮热，日晡热甚，脘腹痞满，大便秘结或热结旁流，烦躁谵语，舌苔焦燥有芒刺，脉沉实有力。病机：阳明热实，燥屎内结。治法：通腑泄热。方药：大承气汤加减。

（5）胆热证：症见寒热往来，胸胁苦满，口苦，黄疸，便秘，舌红苔黄，脉弦数。病机：少阳阳明合病，实热内结。治法：清热利胆。方药：大柴胡汤加减。

（6）脾胃湿热证：症见身热不扬，汗出热不解，胸腹胀满，纳呆呕恶，或目身发黄，舌苔黄而厚，脉滑数。病机：湿热内蕴，困阻中焦。治法：清热利湿，健脾和胃。方药：王氏连朴饮或甘露消毒丹加减。

（7）大肠湿热证：症见发热，腹痛，泄泻或痢下赤白脓血，里急后重，肛门灼热，口干口苦，小便短赤，舌红苔黄腻，脉滑数。病机：湿热壅阻肠道气机，大肠传导失常。治法：清利湿热。方药：葛根芩连汤加减。

（8）膀胱湿热证：症见寒热起伏，午后热甚，尿频尿急尿痛，小便灼热黄赤，腰部或少腹疼痛，舌红苔黄腻，脉滑数。病机：湿热蕴结膀胱，膀胱功能失和。治法：清利膀胱湿热。方药：八正散合小柴胡汤加减。

2. 内伤发热

（1）阴虚发热证：症见午后潮热，或夜间发热，不欲近衣，手足心热，烦躁，少寐多梦，盗汗，口咽干燥，舌红或有裂纹，少苔或无苔，脉细数。病机：阴虚阳盛，虚火内炽。治法：滋阴清热。方药：清骨散加减。

（2）血虚发热证：症见热势多为低热，神倦乏力，头晕眼花，面白少华，心悸不安，唇甲色淡，舌质淡，脉细弱。病机：血虚失养，阴不配阳。治法：益气养血。方药：归脾汤加减。

（3）气虚发热：症见热势或高或低，午前发热，过午即止，常在劳累后发作或加剧，神疲力乏，气短懒言，自汗，易感冒，食少便溏，舌质淡，苔薄白，脉细弱。病机：中气下陷，阴火内生。治法：益气健脾，甘温除热。方药：补中益气汤加减。

（4）阳虚发热：症见发热欲近衣被，形寒怯冷，四肢不温，少气懒言，头晕嗜卧，腰膝酸软，食少便溏，面色㿠白，舌质淡胖，或有齿痕，苔白润，脉沉细无力。病机：肾阳亏虚，火不归原。治法：温补阳气，引火归原。方药：金匮肾气丸加减。

（5）气郁发热：症见发热多为低热或潮热，无定时，热势常随情志而变，常抑郁，胁肋胀满，烦躁易怒，口干口苦，纳食减少，舌红苔黄，脉弦数。病机：肝失疏泄，气郁日久，化火生热。治法：疏肝理气，解郁泄热。方药：丹栀逍遥散加减。

（6）痰湿郁热证：症见低热，午后潮热，心内烦热，伴有胸闷痞满，全身重着，不思饮食，呕恶，大便稀溏或黏滞不爽，舌苔白腻或黄腻，脉濡数诸症。苔白腻或黄腻，脉濡数。病机：痰湿内生，郁而化热。治法：燥湿化痰，清热和中。方药：黄连温胆汤合中和汤、三仁汤等加减。

（7）血瘀发热：症见午后或夜间发热，或自觉身体某处发热，口燥咽干，然不欲多饮，肢体或躯干痛肿有定处，面色萎黄或晦暗，舌质青紫或有瘀点，瘀斑，脉弦或涩。病机：瘀血阻滞，气血阻遏。治法：活血化瘀。方药：血府逐瘀汤加减。

历代医家之于热证辨证论治，各有卓见。张仲景倡六经辨证，善治外感热证；李东垣则倡"甘温除大热"。吾辈以为，热证病因繁杂，当细加辨之，以免误诊误治也。普通热证可以六经辨证，高热者则以卫气营血辨证。临证当以八纲辨证为本，以六经辨证、卫气营血辨证为干，以外感六淫、内生五气、气血津液辨治为枝，综合辨证，随证设方。长期热证之辨证甚繁复，不可一概而论。若有病原体感染，可用清热之药，如石膏、大青叶、金银花，其效颇佳。功能性热证如气虚、阴虚者，可以调阴阳气血退其热。肿瘤性热证，芙蓉叶疗效甚佳，然常伤胃，脾胃虚寒及胃溃疡患者当慎用。气虚热证，杨继荪每用补中益气汤，重用人参除热，即李东垣所倡"甘温除大热"。创伤或术后热证，若无感染，多为吸收热，可以输液、饮水、碱化、利尿诸法治之，亦可以中药温补中焦。外感热证初期患者，多系病毒感染者，可用小柴胡汤，去人参而加青蒿、金银花、连翘诸药，其效甚佳。热证恶寒往来者，发热前一个时辰服之为宜。长期低热，寒热错杂者，可用柴胡类方剂。尿感热证，可用炒黄柏 6~9g，淡竹叶 6~9g，白毛藤 30g。石膏属阳明经药，亦不限于阳明经，六经皆可配伍用之。放射性肺炎，常用麻杏石甘汤加减，其效甚佳。石膏可据患者脾胃之况而定，退热用生石膏，量约 6g，常量为 9~15g。以上所述，乃吾辈临床实践总结热证治策，当四诊合参，辨证施治。辨证精确，则方药亦不偏精治之道矣。

（林胜友、王文龙）

厚腻苔的论治

苔腻，即苔质粒细密，均匀成片，紧贴舌面，中厚边薄，拭之不去，刮之难脱。此盖浊邪蕴内，阳气见遏所致也。主湿浊、痰饮、食积。《辨舌指南·辨舌质生苔之原理》云："舌之苔，胃蒸脾湿上潮而生。"言中焦枢机不利，清阳不升，浊阴不降，水谷失运，而蕴成浊，或从寒化，或从热化，遂见苔腻之症也。苔厚，多主里证，盖由胃气夹湿浊，或夹痰浊，或夹食积诸秽浊，熏舌面而致也。厚腻苔临床之辨治，诸君有何真知灼见？

林胜友：四季春生、夏长、秋收、冬藏。春木生，肝气得舒，此时遇舌边红苔腻者，多为脾虚肝郁而火旺，可见右侧胁部稍胀，食后明显。厚腻苔应该为湿重表现，各位专家有什么经验，请发表意见。

郑文龙：己亥初之气阳明燥金加临厥阴风木，民病"寒于右胠胁下"。大家是不是觉得现在临床上出现右侧胁痛的患者比以往多一些。厚腻苔是春分节气前半个月以来门诊患者比较常见的一种舌象，不知道大家是不是也有这个感觉？

关新军：我这里有几例膀胱癌的病案，舌苔都很厚腻，术后、灌注化疗后以滋肾丸、四妙丸等清利解毒治疗，虽然二三年没复发，但厚腻苔一直化不掉，不知大家有何办法？望赐教。

高文仓：部分厚腻苔病例确实难处理。我经手一乳癌患者舌淡苔厚腻，尝试健脾化湿（淡渗利湿、芳香化湿、清热燥湿）等法治疗，厚苔均未解，又调整思路，用三仁汤、藿朴夏苓汤等三焦辨证思路依然无效，后尝试用温中之法，加入附子、干姜、肉桂等，苔未退，口更燥。又考虑老年多肾虚，转用先后天同补，健脾同时加入补肾虚的药物，如仙茅、淫羊藿等，依然未见起色。无奈之下仍予健脾化湿之法，配合足三里艾灸，1周3次，每次30分钟，2周后患者舌苔退去不少，却达不到完全正常。目前仍用中药，间断配合艾灸维持治疗。

林胜友：确实，当年跟吴良村老师抄方，老师告诉我，厚朴、苍术、莱菔子可以退厚苔。用之，效不错，但也发现对有些患者效果差一些。

叶蔚：林院长，舌苔厚腻是有湿没错，也有其他原因，而且不同疾病引起的其治疗也不一样，异病同治有时候是行不通的。单从脾胃有湿论，俞尚德老先生用羌活加神曲化腻苔，《脾胃论》中常用羌活、防风等风药。临床上我发现有些重症糖尿病患者的厚腻苔很难治好，不知各位专家有何高见？

林胜友：叶主任，我有点个人体会，实际临床中，单纯治厚腻苔时，对糙苔与湿润苔有不同的疗法。前者宜增液化苔，后者宜温阳化苔。

王瑞明：我的研究生导师郦永平教授常用菖蒲、厚朴、莱菔子治疗厚腻苔，效果还不错。

王小奇：这些化湿药我也经常使用，但确实对不少患者效果不太好，可以适当加些活血药配合使用，有点效果。

朱黎红：顽固腻苔除了使用健脾化湿理气等方法外，还要考虑是否有阳虚的情况，下焦火不足，阴邪是化不了的。

叶蔚：对效果不好的患者，有时可以不去管它，安心治疗基础疾病，等疾病好了，厚腻苔也退了。

林胜友：治病求本，理论上厚苔本是证的一部分，辨证用药精准，厚苔自然除之。只是想问，在辨证正确情况下，各位有否个人体会？毕竟有不少患者很在乎厚苔。中医有个人的经验与传承，有时辨证正确，用药结果还是不同，即起效时间与疗效有不同。同样的辨证认知，比如化湿，名家用药与初学者均遵健脾化湿，治则一样，但具体遣方用药时就有差异，名家加上个人的经验用药，结果相差很多。

叶蔚： 林院长，个人觉得，辨证有时在辨病的基础上才有效。比如说血瘀证，脾胃的瘀血、肝胆的瘀血、心血管的瘀血、妇科的瘀血、骨科的瘀血，用药不尽相同，甚至作用是相反的。学中药的时候，老师说这是某某病的要药，也是不辨证的。有时候，辨证更多用于加减，所谓辨证加减，很多名老中医就是一病一方，辨证加减。还有时，辨证用于病症诊断不明的时候。辨不了病，先辨证再说。退而求其次。

林胜友： 多年前曾诊治一宋姓乳腺癌患者，突发双眼突出，当时治之无效，介绍其去北京同仁医院，检查结果全部正常，院内会诊后没有对策，无功返杭。后其去求诊杭州市中医院杨少山主任，辨证为肝火，予龙胆泻肝汤，重用龙胆草、柴胡，3 个月而愈。近遇一青年女性，喉部淀粉样变，曾在上海治疗，中美（上海、美国梅奥专家）会诊，无明确治法用药，现仅辨证施治，无法辨病（各位有类似经验请指点）。也有某中医名家，患者早期肺肿块，直径 2cm 左右，说中药可治，结果是肺癌，半年后肿瘤增大，无法手术，患者找医生要说法……对辨病辨证相结合的认识，我有点迷糊。

辨病辨证相结合是近几年比较热的话题，问题是辨病如何定义，病症诊断参考中医还是西医？中医病很多是症状，西医诊断很多对不上中医的号。比如肺癌，你辨病了，如何治？有专方？如是，所有肺癌一个方，那证不同，也用同一方？岂不是违背了辨证施治？我的做法是在辨证施治基础上加治疗肺癌有效的药物。不知各位如何识别？

朱斌： 是的，林院长。即使西医诊断明确，对中医辨证施治处方的指导作用也很有限。这里不是否认西医诊断疾病的重要性，因为两个是不同的体系，都可以为患者提供服务，明确西医诊断有必要，并不代表它就是中医辨证施治的基础。有时我也在中医辨证施诊基础上结合现代药理学研究进展加用一些单药。就我个人对中医的有限理解而言，西医诊断并不是中医处方的主要辨证依据。

林胜友：当年中医药大学的三位著名教授同诊一患者，辨证不尽相同，处方更是相差很多，所以辨证还真地很难说准与不准——不了解当时情况。个人认为不会相左甚大，不影响辨证，只是有准确率的差异。异曲同工，不影响中医的辨证思维与方法。如同现代抗感染治疗，可以选择不同的抗生素，作用一致。

朱斌：林院长，我反过来举个极端的例子，按现代药理学研究去对某西医诊断的病症进行组方，和采用中医体系辨证施治的处方，大家可以去比较下两者效果。

陈启兰：朱主任，推荐你看看俞尚德老先生几篇论文，最早一篇题目好像是《辨证治病是一种行之有效的治疗方法》，还有一篇是《俞尚德"审病—辨证—治病"的诊疗思维方法》。鲜青蒿绞汁立服治疗疟疾，就是孙思邈《备急千金要方》专药治病的典型代表。屠呦呦研制出青蒿素，大大提高了青蒿治疗疟疾的疗效，也是中医中药对人类健康做出的巨大贡献，不能简单地割裂中医、西医，毕竟研究对象是一致的，只是方法不同。西医的疾病诊断有些跟中医古籍记载的相同，有些不同，不过大多存在关联，因为西医翻译过来的时候，只能用我们中医里面存在的名称和概念来互通，有些没有的，才会发明新词来对应，需要具体疾病具体分析。

刘清华：同意大家对辨病辨证的分析。对于厚腻苔，有人用茵陈、虎杖、天冬、麦冬也有用，没招时可试一下。

郑文龙：请问刘老师，"茵陈、虎杖、天冬、麦冬"，您使用这个方子是在1月底到3月底之间，还是别的时间？

刘清华：没规定时间。

林胜友：郑主任，你对运气学说已深入其味，每遣方用药必遵运气学说。中医实践中不懂或不用运气学说也是可以的啊。

郑文龙：林院长，运气学说的核心内容是阐述五运、六气与三阴三阳的关系，其本质是分析天地人三者的关系。时位只是符号，在一定的时位出现相应的病象，碰到这样的患者，医生开方之前会有一种"欣喜"的感觉，因为这种方子往往会"效如桴鼓"。我前几天发的舌象，林院长您用脏腑辨证分析是"脾虚肝郁而火旺"。病位在太阴湿土和厥阴风木，其实和运气思路不矛盾，但是无法解释舌上的裂纹和干燥。今年初运客运少宫土，延续戊戌终之气太阴湿土偏盛的气，所以大寒节前白苔或灰苔多、舌体多润；初之气阳明燥金加临厥阴风木，大寒节后苔偏干，这是初之气阳明燥化的表现。惊蛰以后，天清地明、风从火化，少阳间气出现，部分患者表现为前面的舌象。从运气思路分析是燥湿相间，兼有少阳火之象。

陈启兰：上海颜乾麟老师讲：苔厚腻而偏润者，泻心汤之类，主要取辛开苦降之法，如效不佳，加少量附子，取日照当空而阴霾自散之义；如厚腻而偏干，则用越鞠丸，解六郁；如厚腻有根，常法难以取效，需"铲锅巴"，先加水润软以后再祛湿，加养阴生津药物，如沙参麦冬汤；再根据偏寒偏热之不同，选不同药性之品。而武汉梅国强大师，则自创"四土汤"，用土大黄、土牛膝、土贝母、土茯苓来化湿浊，我们只有土茯苓，效果也不错。我也赞同王主任观点，颜氏内科多言"怪病多瘀""久病多瘀"，难以消除的厚腻苔，加用活血化瘀药物，至少可以改善局部血液循环，提高药物局部血药浓度。还有，我曾经治1例冠心病合并溃疡性结肠炎患者，黄厚腻苔伴剥苔，用柴胡桂枝干姜加龙骨牡蛎汤，效果不错。要化湿浊，理气为先。膀胱癌多见膀胱湿热，熊继柏老师多用加味二妙散；乳腺癌、乳腺结节、甲状腺结节之厚腻苔，多用疏肝消瘰丸；顽固性湿疹，多用紫萍消风散。

陈海玲：同意陈主任，如厚腻有根，常法难以取效，需"铲锅巴"，先加水润软以后再祛湿，加养阴生津药物，如沙参麦冬汤；舌苔厚腻，大便溏薄的患者在常规使用健脾利湿、燥湿、发汗渗湿、祛风除湿等治法后疗效不佳，不知道是否可以用滋阴之法？你临床中如何使用？看书中和同学讨论时也提到滋脾阴而健脾气，不知道诸位专家临床有何经验和建议？

陈启兰： 有的，比如甘露饮，熊老也经常用。我的体会，舌苔厚腻有根就是看起来很难祛除，与舌面连接很紧密的那种，需要加用养阴生津药物，以质清不滋腻为好，选南北沙参、麦冬、天花粉、石斛、玄参等为主，较少用到生地黄、熟地黄，但是有一些大便特别干结的患者，也需要生地黄、熟地黄一起用，滋养阴血，润肠通便。张景岳就有大熟地黄一斤治疗便秘的案例。养阴生津药物的作用只是滋润，就跟做清洁时抹布要加水打湿一样，同时还要理气化湿，根据主症不同选用相应药物，如需补益，尽量少用，以助药力而已，待湿浊痰饮渐去，再逐步增加益气健脾之品，缓缓推进，使正盛邪退，最后以益气健脾、燥湿和胃收全，如香砂六君丸（含多种变方）、平胃散等。

王小奇： 陈主任，养阴是否可能使厚腻苔加重而更难除？

陈启兰： 王主任，只要转成不那么干燥胶结，厚腻而润的舌苔，是不会加重治疗难度的。

王哲藤： 此法名补水泄浊：好比地上有泥沙，单纯扫比较难扫干净，加点水冲洗一下就会好很多。

林胜友： 同意各位专家观点。个人经验，单纯以治厚腻苔论，干糙苔与湿润苔是有不同的。前者增液化苔，本人用鲜芦根、南沙参等增液生津之品。滋腻养阴之品少用，防滋腻生湿。同时，慎用辛峻理气之药，防伤阴。有时轻灵之药却有四两拨千斤之效。湿润厚苔，后者化湿去苔方中加用温阳之品，常用淡附子3g，旨在温脾阳，助气运化水湿以化厚苔。另外，注意湿有去路，开鬼门、洁净腑。

陈海玲： 林院长，湿润厚苔，舌淡胖，畏寒，常用温阳之品淡附子6~10g，舌质转淡红，舌胖减轻，畏寒减轻，舌苔仍厚腻，附子是否还要继续用？或者调整剂量？

林胜友： 我化寒湿厚苔常用附子3g，当饮水增加时，要考虑停附子或换其他温中之品，舌转红时停附子。此时，厚苔已化，若未化，说明辨证有误或其他理气化湿药未用准确。厚苔忌一上来就用燥湿药，以防伤津伤阴。

郑文龙： 甘露饮，阳明少阴之药。阳明化燥，从六气理论理解，才能明白为什么用这样的方子。

余志怡： 各位高手，近期遇到多个服用小青龙汤致剧烈呕吐的患者，剂量为生麻黄、桂枝、干姜、细辛、五味子、赤芍、生甘草各5g，半夏9g，武火烧开，然后开盖小火煎30分钟，分3次服。服后即呕出胃内容物，然后是黏稠痰样物，最终是黄疸水，而且吃东西即吐，不吃无不适，连续多人（有成人、小孩）出现类似情况。不知道是药物问题，还是煎煮方法不对。已和药房沟通细辛质量，回复说没有问题，请哪位高手指点一二，不胜感激。

蒋丽园： 余老师，我也遇到过，多名大人及小孩服用小青龙汤出现呕吐的。有一个喑哑、咳嗽为主的患者，服用小青龙汤后一晚吐了15次，第二天就能说话了，咳嗽减轻很多。

余志怡： 是的，味道不好致吐是常见的，但是这样剧烈的呕吐，喝水都吐，还是不多。不知道是药物问题，还是个体差异。

朱黎红： 余老师，按照传统五行定位，左青龙右白虎，小青龙汤归经是治肝的，这段时间春天肝木升发，是否与此相关。

徐新鹏： 朱老师，是不是还需要结合舌脉？方证统一否？

朱黎红： 这个当然，我也是听过这么一说，具体还不是非常理解。但是左升右降，从后天八卦上说木与金是对冲之气，也说得通。

余志怡： 我的老师常教育我，少开脑洞，多套经方，所谓少开脑洞，就是不要去研究玄而又玄的什么阴阳五行、五运六气、脏腑归经等，多套经方，就是见是证，用是方，以疗效为判断标准，而不是以理论圆满了为目标。用有限的精力和时间研究识证和遣药，而不是理论。

徐新鹏： 一方可治多病，只要方证统一。桂枝汤、麻黄汤用了几千年了，可能治疗传染性非典型肺炎（SARS）、甲乙丙丁戊流感有几十几百种，方证对上就好用。

朱黎红：理论肯定是能够指导实践的，方证对应只是初级，如果这些患者是小青龙汤证不错的话，我估计应该增加芍药、五味子的量。很多时候没有那么多的方证统一依据，才会考虑五运六气、脏腑归经的辨证方法。

【小结】

厚腻苔是指腻苔之中较厚者。其中不能透过舌苔见到舌质，不见底者，称为厚苔；苔质致密，颗粒细小，融合成片，如有油腻之状，中厚边薄，紧贴舌面，揩之不去，称为腻苔。厚苔的特点是厚，而腻苔的特点是中厚边薄，根据"中厚"的程度，又可分薄腻苔、厚腻苔。厚腻苔即为腻苔之中较厚者。《察舌辨证新法》载"厚腻则中心稍厚，其边则薄，无毛孔，无颗粒，如以光滑之物刮刷一过者"。从津液的多寡来区分，厚腻苔应是介于厚滑苔与厚腐苔之间；从舌苔厚度来区分，厚腻苔是介于腐苔与薄腻苔之间的舌苔。《中医大辞典》（第2版）有关厚腻苔的词条有"黄厚腻苔：舌苔黄腻而厚，是体内湿热俱盛之象""厚白滑苔：苔白而厚，津液甚多"。可知腻苔与滑苔是两种舌象，厚腻苔偏于干，厚滑苔偏于湿，两者应相鉴别。有研究认为，腻苔多起源于滑苔。

从舌的主病来看，厚腻苔兼具厚苔和腻苔的主病。厚苔主里证、痰湿、食积，是由胃气夹湿浊、痰浊、食浊、热邪等熏蒸，积滞舌面而成。腻苔主湿浊内蕴，阳气被遏，湿浊痰饮停聚舌面。综合两者，厚腻苔主里证、湿证、食积无疑。此外，《察舌辨证新法》中谓厚腻苔还可主"瘀血"。

按舌苔厚腻程度大体分为厚腻苔和薄腻苔两种。厚腻苔按照舌苔颜色则可分为白厚腻苔、黄厚腻苔和灰（黑）厚腻苔3种。其中白厚腻苔主湿痰证与食积不化，多由中焦脾胃阳气不振，饮食停滞，或湿浊痰积导致；黄厚腻苔主湿热蕴结，痰饮化热，或食积热腐，多因痰涎或湿浊与邪热胶结导致。灰（黑）厚腻苔多主痰湿内阻，温病兼夹痰湿之证，苔灰厚腻主病略轻，苔黑厚腻主病较重，但两者可相互转化。若舌苔滑腻厚如积粉，且舌质紫绛，多由湿浊内蕴又复感外邪引发。湿热由表入里，湿热秽浊极甚，郁闭膜原，湿浊上泛而见白厚腻而干之舌苔，或白如积粉，为积粉苔，病情凶险，为疫毒深重之象，临证应当细辨。

厚腻苔的治疗，常用治法有健脾化湿、芳香化湿、利水渗湿、行气化痰、消食导滞、滋肾养阴、活血化瘀等。

健脾化湿法：常用药物如下，白术、山药、白扁豆，健脾化湿；干姜，温补脾阳；苍术、厚朴，健脾燥湿。

芳香化湿法：常用药如下，藿香、佩兰，芳香醒脾，化湿解表。

利水渗湿法：常用药如下，茯苓、薏苡仁、猪苓、泽泻，利水渗湿；车前子、通草、瞿麦、萹蓄，利尿通淋。

行气化痰法：常用药如下，半夏、白芥子、桔梗、贝母、瓜蒌，行气化痰。

消食导滞法：常用药如下，鸡内金，消食化积，健脾和胃；白术、陈皮、山楂、麦芽，消积化滞；大黄、芒硝，泻下通便，清热泻火。

滋肾养阴法：常用药如下，白芍、墨旱莲、女贞子，滋养肝肾；麦冬、天花粉，养阴生津。

活血化瘀法：常用药如下，当归、川芎，活血化瘀。

舌边红苔腻者，多为脾虚肝郁而火旺，可见右侧胁部稍胀，进食后明显。寒湿厚苔常用附子3g，当饮水增加时，要考虑停附子或换其他温中之品，舌转红时停附子，此时，厚苔应已化，若未化，说明辨证有误或其他理气化湿药未用准确。厚苔忌一上来用燥湿药，以防伤津伤阴。临证时，有的患者出现厚腻苔，使用常规化湿药可以见效，比如厚朴、苍术、莱菔子、石菖蒲、羌活、神曲、防风等。若单纯以治厚腻苔论，糙苔与湿润苔有不同的，前者增液化苔，后者温阳化苔。很多患者使用各种化湿药，厚腻苔仍难以去除，治疗较为棘手。对于此类难治性厚腻苔，此时查找病因，辨别病机，辨病与辨证相结合，也是很重要的。顽固性厚腻苔，除了使用常规健脾化湿理气等药物外，建议查看患者是否有阳虚，如下焦火不足，则阴邪难化。厚腻苔久治难退的，还要考虑在辨证基础上，适当加用少量活血药，疑难怪病多从痰瘀论治。也有些患者，厚腻苔久治难化，可以暂时不管它，以辨病与辨证为主治疗，待疾病好转，厚腻苔自退。

（林胜友、王文龙）

血小板减少症

血小板减少之症，可见于多类血疾、风湿免疫之疾、放化疗损伤，亦可因药而致。减少度异，症亦不一。轻者，腠理可现血点、瘀斑，或牙龈渗血，或鼻衄；重者，可致脏腑出血，呕血、黑便、血尿、脑出血皆其症也。然则，诸君以何妙方辨证施治之？

林胜友：对于肿瘤药物所致的血小板减少，我用的基础方为龟鹿二仙膏。其中要点是鹿角片，剂量6~12g，用量根据血压调整，也有鹿角霜代之。另方中人参用党参或黄芪代（注意考虑医保问题），剂量30g，龟甲、鹿角片根据病情调整用量。此方临床上灵活使用，剂量配比不一定按古籍。20年来，我们团队对该方进行了多项临床基础研究，另外，该方对非化疗者或化疗所致轻度骨髓抑制血小板减少者疗效佳。我的问题是该方对多次化疗后，骨髓重度抑制患者，起效不明显而且慢效果差（此时用升血小板针剂，治疗也不好），想听听专家们的高见。

王小奇：林院长，我科以普通肠胃病为主，轻度血小板减少以调理脾肾为主，重症的就应去血液专科了。你的二仙汤以后可以试下，就怕医保超费用。二仙汤不配伍如何？

林胜友：王主任，龟鹿二仙膏，原方由龟甲、鹿角片、人参、枸杞子组成。二仙汤由仙茅、淫羊藿、黄柏、知母、当归、巴戟天组成，也有升血小板作用。

刘鲁明：林院长，能否概要探讨一下该方升血小板的可能生物化学机制，因为我们已经到了谈恋爱都要考虑化学物质变化的年代。

林胜友：请刘老师先谈谈，不知可否？

刘鲁明：林洪生教授最近发明了五红汤，正在全国推广。好像有花生、赤豆、红菇、枸杞子等，针对红系减少。群内如果有血液科医生，请谈谈血小板减少的几种可能原因，治疗需要哪些西药，再与中药相结合，也许会出好药。

林胜友：林洪生主任的处方倾向食疗，方便使用，不知疗效如何……我向中日友好医院贾立群教授学到了仙鹤草剂量用法，结合二仙汤，仙茅12~15g，淫羊藿15g，仙鹤草45g，疗效也不错。民间有用花生衣、柿树叶者。家母年轻时血小板减少，长期牙龈出血，邻居为老中医，推荐服用柿树叶，血小板恢复正常，牙龈不出血。这几年临床摸索发现，花生衣升白细胞效果好，柿树叶（采于每年5月最佳，注意少采，柿树多在6月左右开花，秋末果熟，多采影响果实收成）升血小板效果好。一般血小板减少症，柿树叶90g鲜叶加红枣30g，煎服效甚好。

许建新：我一般在辨证基础上加补骨脂30g，骨碎补30g，疗效不错。

朱黎红：请教升红细胞、白细胞和升血小板从中医角度分析辨证思维有什么区别？

林胜友：朱主任，总体还是辨病辨证相结合。肿瘤患者，多次化疗后出现骨髓抑制，辨证从虚而治，故用上方。其他原因如热毒邪致血小板减少，我没有经验，听其他专家发言。

王彬彬：肿瘤科的血小板减少，一般都是放化疗抑制骨髓（不谈骨髓侵犯），通常血小板减少不会单独出现，这点与血液科的特发性血小板减少性紫癜（ITP）不一样，病因不同，骨髓象不同，并发症特点也不同。肿瘤化疗相关性血小板减少症（CIT）患者通常都呈现虚象，精血同源，肝藏血，肾藏精，但精血都需要脾的生化补充，所以优先从健脾上考虑，因为CIT

出血常是气不摄血，而非热迫血行，所以过早用温肾药不妥。个人喜欢用归脾汤加举元煎，健脾升阳益气摄血，有出血倾向，多用炒白芍、仙鹤草等藏血收敛之品。个人感觉凉血止血效果不佳。

林胜友：魏克民从脾肾论治白细胞减少症，用三黄三仙汤（黄芩、黄芪、黄精、仙茅、淫羊藿、仙鹤草、补骨脂、丹参、当归、鸡血藤）。

叶蔚：林院，以前在省中医血液科学习，跟诊汤金土老师，我觉得热毒引起的血小板减少，以凉血止血为主。一般以犀角地黄汤加味；化疗后的骨髓抑制，以补肾阳为主。林院长介绍的方子很好；脾胃气血虚，脾不摄血的，以归脾汤为主。经验不足，请大家指正。

王瑞明：内科临床上常碰到血小板减少引起的紫癜，常从热入血分论，犀角地黄汤加减清热凉血止血，能不能升血小板不得而知。

叶蔚：王主任，药房没有犀角，疗效打折。据说花生衣效果更好。

林胜友：花生衣杭州市中医院中药房有，可以用，但效果不如柿树叶（杭州很多）。

朱黎红：家人用过花生衣，效果是不错，但是口感很涩，加几个大枣瓣开了煮，口味好很多。柿树叶是要让患者自己去摘？新鲜用？

林胜友：患者自己去采，花生衣要注意用生的，另外花生衣很容易变质，注意质量。

杨晨光：林院长，花生衣有免煎剂，使用比较方便。

叶蔚：我让患者花生连衣一起生吃。涩味可能就是疗效的原因，柿树叶估计也是涩的。

林胜友：推测可能因为，涩能收敛止血，民间用之……原理同中药炒炭止血。

叶蔚：确实，中药的性味与功效密切相关。

刘庆生：北方流行吃生花生治疗消化性溃疡，睡前吃几颗。

【小结】

化疗既可杀伤癌细胞，又必伤及骨髓造血干细胞，恶化骨髓造血微环境，以抑制骨髓，而致血细胞衰减。患者以抗肿瘤药治癌，可使外周血小板数减少，以此诊为肿瘤化疗相关性血小板减少症也。本病为肿瘤化疗常见不良反应，其发生率与肿瘤类型、诊治方案和化疗周期诸因素密切相关，本病可致化疗延时或剂量下调，而减弱疗效。患者预后、生存质量受到影响。且可致皮肤、黏膜、脏器出血，甚者可危及性命，且剧增医费。西医诸以血小板减少症为主症之病，如肿瘤化疗相关性血小板减少症者，皆可参考本病辨证论治。

本病病因，乃"药毒"（化疗药物）所致，其病变与患者脏腑状态、气血阴阳盛衰密切相关。大致可分如下数阶段：气血亏损，药毒直伤气血，而致气血亏虚；脾胃虚弱，气血既已亏虚，药毒乃伤脾胃，脾虚胃弱，则气血生化无源；肝肾阴虚，药毒伤及肝肾，精气不足，骨髓失养，髓不生血；瘀血阻络，药毒蓄积，留滞骨髓，闭阻脉络，新血不生。其病机，以肝脾肾亏虚为本，火热毒盛为标，瘀血内停为变，属本虚标实。肝脾肾亏虚，为本病热毒伤络、瘀血内停之源。火热毒盛，乃本病出血之要因。瘀血内停，乃正虚邪热所致，又为本病出血之病因。本病本虚标实、病因互为因果，又常转化。

临床症状： 面色萎黄或苍白，少华或无华，体倦乏力，头晕耳鸣，或潮热盗汗，皮下或见瘀斑，舌质淡或紫暗，脉细弱或细涩，常伴见肿瘤相关脏腑失调症。

辨证要点： 应以辨明阴阳虚实为主，新病，起病急，病程短，有虚实之分，实多虚少；久病，起病缓，数反复，病程长，有虚实之分，虚多实少。病程久者，常见阴阳虚实错杂之证。治则"虚则补之，实者泻之"，当辨虚实缓急，据病阶段，掌握标本，权衡健脾柔肝补肾、泻火、活血之轻重，分别施治。又当标本兼治，若仅用补虚扶正法，则火毒不除、瘀血不去、新血不生；若单用泻火解毒或活血祛瘀法，则正气易伤，甚者剧而出血。依其病机，或健脾柔肝以益髓，或泻火解毒以治标，或活血祛瘀以生新，善以变法获妙效。

其病辨证分型为气血亏虚证、脾胃虚弱证、肝肾阴虚证、瘀血阻络证。

气血亏虚证：症见面色萎黄或苍白，体倦乏力，头晕耳鸣，心悸气短，唇甲色淡，少寐多梦，舌淡苔薄白，脉细弱。治法：补气养血，收敛止血。方药：八珍汤加减。

脾胃虚弱证：症见面色萎黄，少华或无华，体倦乏力，口淡不渴，纳呆食少，食入难化，时作时止，脘腹痞闷，大便溏薄，舌淡苔薄白，脉濡缓。治法：益气健脾，和胃降逆。方药：六君子汤或归脾汤加减。

肝肾阴虚证：症见头晕耳鸣，口干咽燥，腰膝酸软，颧红，心烦口渴、手足心热，或有潮热，盗汗，夜寐不安，时有牙龈出血、尿血，舌红少津，脉细涩。治法：补益肝肾，滋阴养血。方药：左归丸加减。

瘀血阻络证：症见皮下瘀斑，色暗青紫，或胁下有癥瘕，月经量多，色黑伴血块，毛发枯黄无泽，面色黧黑，唇甲色暗，舌质紫暗有瘀斑、瘀点，脉细涩。治法：活血通络，祛瘀生新。方药：桃红四物汤加减。

吾辈以为，本病可用龟鹿二仙膏加减，其要者乃鹿角片，剂量6~12g，用量依血压高低而变，亦可代之以鹿角霜；虑及药价，可以党参或黄芪代人参，剂量30g。临床活用此方，剂量配比不拘于古籍所传者。吾辈研究龟鹿二仙膏多年，证实该方之于轻度骨髓抑制血小板减少症疗效颇佳。经多年临证，吾辈又自拟一方，名曰三仙汤，仙茅15g，仙灵脾（淫羊藿）15g，仙鹤草45g，可加花生衣、柿树叶、红枣诸药，用于血小板减少症，其效甚佳。血小板减少症，治疗关键乃辨病辨证相参，于肿瘤而言，屡次化疗所致骨髓抑制者，辨证多从虚论治。肿瘤患者之见血小板减少症，多由放化疗抑制骨髓所致，多为虚证，中医谓"精血同源"，肝藏血，肾藏精，然精血之化生及充盈，均有赖于脾胃所运化水谷精微，故称脾胃为"后天之本""气血生化之源"，故欲治本病，多从健脾补肾养肝入手，以脾肾论治为主。脾虚为主者，可以归脾汤加减；肾虚为主者，可以龟鹿二仙膏加减。

因肿瘤分型、化疗方案各别，发病年龄不一，病程长短有异，体质强弱有别，临床又每见以本虚为主或以标实为重者。总之，临证但明病机纲要，便可执简驭繁矣。

（林胜友、王文龙）

反　酸

反酸者，中医谓之吐酸，胃酸上泛所致，故又谓之泛酸。若即咽下者，为吞酸；若即吐出者，为吐酸。虽可独见，常与胃痛并发也。《医林绳墨·吞酸吐酸》云："吞酸者，胃口酸水攻激于上，以致咽嗌之间，不及吐出而咽下，酸味刺心，有若吞酸之状也。"《寿世保元·吞酸》云："饮食入胃，被湿热郁遏，食不得化，故作吞酸。"《证治汇补·吞酸章》云："吞酸为中气不舒，痰涎郁滞，须先用开发疏畅之品。"此证有寒热之分，热证居多。热证，多由肝郁化热，犯胃而致；寒证，多因脾胃虚衰，肝气凌胃而致也。概言之，肝气犯胃、饮食积滞、寒湿内阻，乃其主因也。西药治之，易反复也，今将论者，中医治之，可有所长否。

林胜友：各位专家，反酸是临床上常见的症状，质子泵抑制剂有效，但停药后又会出现，严重者影响生活起居，不知各位有否高招？

黄少华：林院长，好像大部分西药都有这个特点。反酸病因有两端：一类是因为有寒痰水饮，当以温化，小半夏加茯苓汤效果不错；另一类是因肝火克制脾胃，左金丸为代表。

林胜友：黄主任，我温化用附子、香附丸等，但疗效不稳定。你的疗效如何？

黄少华：林院长，我认为有一定疗效。我喜欢用中成药，比如香砂养胃丸，这个药方里面就含有小半夏加茯苓汤。这个病需要患者非常注意饮食才能彻底好，要忌口。疗效不稳定不一定是用药的原因，主要是现在患者吃的东西太复杂了，忌口比较难做到。

林胜友： 黄主任，可否分享一下忌口的具体内容？

黄少华： 如果是寒痰水饮导致的反酸，那么一切寒凉、生冷、坚硬、黏滑、甜腻之物都应该忌口。某些难以消化的蔬菜，比如韭菜也要少吃，南瓜有时候也会造成反酸。羊肉发宿疾，反酸的患者吃了也容易复发。

林胜友： 忌口本身是否也可以减轻反酸症状？

黄少华： 个人经验，不治疗的话，很多患者即使是正常饮食，哪怕是喝粥也会反酸。

王磊君： 林院长，不治疗无法减轻或自愈，我自己有体会。

林胜友： 如果明确有导致疾病加重的食物，还是应该忌口。

王磊君： 我没啥宿疾，但是吃稀饭或者粉汤就容易反酸。

黄少华： 有时候不一定是反酸，有可能是反出清水痰涎，甚至食入即吐。你这种情况考虑是支饮。

王磊君： 我只能确定有水饮。可能没有支饮这么重。

林胜友： 王主任，你这情况好办，试试金匮肾气丸，买河南宛西制药生产的。

黄少华：《千金翼》论曰：凡痰饮盛，吐水无时节，其源为冷饮过度，遂令痼冷，脾胃气羸，不能消于食饮，食饮入胃皆变成冷水，反吐不停者，赤石脂散主之。王主任可以试试。

马景： 林院长，中医妇科临证时，脾胃虚者，宜使用健脾理气药物加煅瓦楞子；肝胃不和者，宜何氏定呕饮。

林胜友： 马医师，请介绍一下何氏定呕饮。

马景： 林院长，何氏定呕饮是何少山和何子淮两位老先生贡献给国家的秘方，网上都可以搜索到。组成：当归、炒白芍、煅石决明、绿梅花、茯苓、陈皮、黄芩、阳春砂、苏梗、桑叶、焦白术。功用：养血清肝，和胃止呕，佐以安胎。主治：妊娠期恶心泛恶、不思饮食、头昏不适等属于血虚肝旺、胃失和降之恶阻。服法：浓煎100mL，分次频服。本来是治疗妊娠剧吐的，现何嘉琳老师根据"异病同治"，也逐步应用到经前期综合征等疾病上。

林胜友：对反酸效果如何？

马景：临床运用于反酸，效果挺好的。加上煅瓦楞子更好。有些剧吐患者吐酸苦水，无法进食，直接灌肠，效果也很好。

王文龙：梅国强老师临证常用小陷胸汤、柴胡陷胸汤等治疗反酸、呕恶、胃胀等食道及胃脘疾病。《伤寒论》第138条曰："小结胸病，正在心下……小陷胸汤主之。"《素问•至真要大论》曰："诸胀腹大，皆属于热。""诸呕吐酸，皆属于热。"小陷胸汤病机为痰热阻于心下（胃脘），常见痞结、胀满、疼痛、反酸或呕恶之类。梅老师分析如下：胃脘灼热胀痛，反酸，纳少，多为痰热结于心下胃脘所致，与小结胸证病机较为吻合；若治食道炎或胃痛兼食道炎，兼有胸骨后灼热、灼痛、咽喉不适等，宜加用柴胡、黄芩等，即成柴胡陷胸汤。以食道在胸，为少阳所主故也。从经脉而论，胃与胆之经脉，皆从缺盆下胸中贯膈，与食管相近，故有内在联系。其病机为痰热中阻，少阳经脉不利，此时宜选用柴胡陷胸汤。

丁宪春：林院长，反酸从西医消化内科而言归于反流性食管炎、胃酸分泌过多，一般使用质子泵抑制剂（PPI）及胃肠动力药治疗。饮食忌讳主要是忌食太酸、太辣、太甜食物及浓茶、咖啡等。中医主要归于反酸、嘈杂等症，治疗从寒热虚实入手，譬如脾胃热甚，可以使用清中汤、三黄泻心汤等加煅瓦楞子，脾胃虚寒可用理中丸（化丸为汤），甚者可用附子理中汤，当然中焦寒饮可以使用小半夏汤、良附丸等，当然此证变化甚多，不能一一而言。

林胜友：各位还有其他高招分享吗？比如高效的辨病用药或药对？期待

王小奇、叶蔚二位从事消化病的主任发言。

王小奇：林院长，还真没啥经验，我很少用瓦楞子、乌贼骨之类，多半予疏肝理气之品，比较喜欢加点牛膝等活血之品。盛循卿老院长常用四物汤合无花果、香茶菜治疗嗳气反酸。

林胜友：王主任，为什么加牛膝及活血之品？如何解释。

王小奇：常规法疗效不明显了，加点牛膝引经药及活血化瘀药试试。

叶蔚：王主任接诊功能性消化不良、肝气郁结的患者比我多。

林胜友：叶主任，那是否理解为实证的可以用之？

叶蔚：林院长，胃火炽盛的反酸可能有效，我喜欢在健脾基础上加牡丹皮、山栀。

林胜友：王小奇主任，无花果、香茶菜我常用于胃癌患者，曾经也尝试用于反酸患者，效不佳，也可能是辨证不准。四物汤与你说过的牛膝等活血之品有相同点。

王小奇：无花果、香茶菜理气止痛效果还是很不错的，治疗反酸感觉比乌贼骨、瓦楞子、代赭石、旋覆花等要好，患者在口感上也更容易接受。

林胜友：王主任，乌贼骨（海螵蛸）我原本只用 15g，后来常用 30g，效果明显。用着海螵蛸，心里就想着如用胃黏膜保护剂……

王小奇：尤如达喜……

林胜友：温中理气药，就如胃动力药……希望我们不把大家带偏。

叶蔚：因为 10 多年的研究基本上集中在胃食管反流病上，所以门诊 60% 以上是胃食管反流病，大多是难治性的，PPI 治疗 3 个月以上而无效者。有些体会与大家分享：①临床以肝胃郁热、脾虚水饮为多，其他证型偏少。②我常用的方剂有左金丸、乌贝散、小陷胸汤、旋覆代赭汤、柴胡疏肝散、半夏厚朴汤、越鞠丸、小柴胡汤、丹栀逍遥散、桂枝汤、黄芪建中汤、香砂六君子丸、橘皮竹茹汤、藿朴夏苓汤等，临床上辨证加减。③有效的药对、药组有川黄连—吴茱萸、浙贝母—海螵蛸—煅瓦楞子、益智仁—诃子、旋覆花—代赭石、桂枝—白芍、牡丹皮—焦山栀等。请各位批评指正。

骆学新：叶主任，你上次讲话好像还提到个药对，益智仁—吴茱萸？

叶蔚：是的，骆院长，这个药对治疗反酸挺有效。

骆学新：我学了以后也在用，效果好。

林胜友：叶蔚主任，能否详细介绍你使用药对、药组的具体情况？

叶蔚：具体药对或药组运用有：川黄连—吴茱萸，常用于肝胃郁热者，两者比例灵活调整；浙贝母—海螵蛸—煅瓦楞子制酸，任何反酸均可用，但湿重时慎用；益智仁—诃子针对口酸；旋覆花—代赭石针对嗳气伴反酸；桂枝—白芍针对气上冲伴反酸，借鉴桂枝加桂汤治疗奔豚气，平冲降逆；牡丹—皮焦山栀针对肝胃火重者。大致如此。

郑文龙：林院长，小满节后您这边舌红舌尖明显，苔薄腻或薄微黄，口干口苦患者增加，当时我觉得芒种前是这个规律。目前芒种后第12天，天气受少羽水、少宫土的影响，温度下降湿度上升。不知道您这里最近患者的舌象有没有比较集中的现象？请您指导。关于反酸的问题，我的感觉是今年没有2017年多。我有点好奇今年1月下旬到3月中旬和5月下旬到现在，哪个时段反酸的患者相对多一些？请叶主任指导。

果玥：郑老师，四之气的湿土好像提前来了。

郑文龙：芒种后10天交三运，主气少阳火，客气厥阴木，主位少宫土，客运少羽水，中见少宫土运。您看到湿土之象，不是四之气，是客运和年运的作用。

果玥：嗯嗯，主运是少土，影响一整年我是觉得今天湿困患者很多，但是最近变化真大，用药都不是一张运气方能走到底的，时常反复。

郑文龙：象变了法亦跟着变，方子自然不会一张到底，但在某一时位，某一张方子会成为主打方。

果玥：希望有机会跟郑老师多讨教临床上遇到的一些问题。今年有位耳鸣的患者，出生那年也是厥阴风木司天，用了敷和汤以后，症状明显改善，可是两次用药仍然没有根治，昨日又出现反复。平常耳鸣的时间也是少阳病欲解时，3点到9点明显，昨日起下午的阳明病欲解时也出现了耳鸣。不知道郑老师对今年发作的耳鸣患者是如何处理的？

郑文龙：三之气的耳鸣，敷和汤加紫菀。

果玥：嗯嗯，用的就是三之气的敷和汤加紫菀。

郑文龙：但是在芒种后象变了，所以敷和汤用的明显少了。

林胜友：郑主任，最近肝旺的减少，湿重苔腻的增多，是黄梅季的关系吧。

郑文龙：谢谢林院长。口苦的患者，您这边多吗？

林胜友：最近少了。以前对反酸的患者总是把握不理想，经学习叶蔚等主任经验，又查阅前人医案，总结了一些体会，为便于临床使用，简化之：反酸分热、虚不同，热为湿热或肝胆郁热，用左金丸加炒牡丹皮、栀子、柴胡、金钱草、芍药、甘草等清热开郁，根据热的轻重，决定栀子、川黄连的剂量；虚者多虚寒夹杂，用温中健胃为主，用姜半夏、桂枝、附子等，如吐清水多、饮水后腹胀或行走时腹中有水晃动，如有装水之瓮的晃动，用肉桂1~3g，炒川黄连3g。

注意事项：①所有反酸患者均用海螵蛸、浙贝母（乌贝散）（对症治疗）；②有湿、纳差者，加藿香、苏梗；③呕吐重者，加旋覆代赭汤；④便坚者必须通便；⑤虚寒者不用大量薏苡仁、焦三仙之品，慎用苦寒药，若用，必用炒或焦之品。整体上注意降低肠道压力，注意调整肠道功能。忌口方面对热证和虚证有一些不同，适当注意即可。

郑文龙：林院长，我这边可能是肝病的关系，口苦苔腻的患者有些增加，舌颤的患者少了或者程度轻了。

叶蔚：郑主任，我这里每天都有反酸的患者，没有时间季节区别。找普通中内科医生统计才有意义。我这的专科医生，就天天看这个。

林胜友：叶蔚主任建议有理，专科的患者有专科的特点。

林胜友：郑文龙主任，肝不好的人，春季肝区胀，乏力，食后腹胀；夏季，尤其是黄梅季节，口苦心烦，大便黏滞不畅。对否？我不懂五运六气，但从季节特征结合临床经验也有一些认识，可以指导用药。

郑文龙：林院长您完全抓住了这季运气格局造成的主要症象。脏腑辨证和运气学说并不矛盾，风火热湿燥寒，天之阴阳也，地之三阴三阳上应之。

朱文宗：林院长，泛酸，清胃散非常有效。

林胜友：清胃散由升麻、黄连、当归、生地黄、牡丹皮清胃凉血，治胃火牙痛。治脾胃虚寒反酸可能效不佳。你的认识是怎样的？

朱文宗：泛酸，清胃散非常有效，对虚寒反酸同样也有效。

林胜友：理论上虚寒者应补虚温中健胃祛寒才对。我试试。

黄芳芳：各位老师对胃癌晚期和不完全性肠梗阻引起的严重恶心呕吐有没有什么高招？看看都觉得太痛苦了。间断肌注胃复安、异丙嗪都没什么效果。该患者是胃癌术后腹腔广泛转移，有腹痛，排便也有，现留置空肠营养管进行肠内营养，呕吐物为清水样物质，偶含胆汁。该患者的全腹部CT平扫＋增强检查结果：胃癌根治术后，大网膜、肠系膜、前腹壁广泛转移，考虑十二指肠残端扩张（不除外胆囊扭转扩张）。右肾积水，考虑输尿管中下段梗阻（后腹膜转移）。

林胜友：不完全性肠梗阻是关键，应该通腑，我用增液承气汤，加桃仁增效，加黄芪、附子防承气汤伤正虚脱。另外，要排除消化道多处糜烂出现水入即吐的情况。我在省中医院时，我们自己做了一个肿瘤相关性肠梗阻临床路径，有空交流下。

沈敏鹤：根据你的资料，患者有痞满痛呕之症，无燥实之症。有人会从中西医角度去考虑肿瘤存在为实，晚期肿瘤为虚。我从症状来分析，因为没有舌脉，无法进一步精准判断，所以建议用小半夏汤合痛泻要方试试。肿瘤的虚实比较好分辨，寒证还是热证需要根据临床症状进一步确定。姜半夏 15g，生姜 15g，生白芍 30g，生白术 30g，陈皮 15g，炙甘草 10g。上面林院长他们谈到了腹腔肿瘤广泛转移引起的不完全性肠梗阻疗效不佳，从中医角度考虑，抛开西医的条条框框试试，只有通降顺了，症状才会缓解。个人建议，仅供参考。

叶蔚：内镜下放根肠梗阻导管，再结合中药清热通腑口服或灌肠。

林胜友：肿瘤相关性肠梗阻的临床路径，第一步是放引流管，第二步引流量减至一定量，第三步用中药。对肿瘤性肠梗阻导管置入信心不足，记忆中没一例成功。

余志怡：初步分析病情，献个方，桂枝 9g，生姜 9g，红枣 9g，生甘草 6g，厚朴 15g，制大黄 6g，枳壳 6g，是厚朴七物汤，有时候效果很好，关键是安全，值得一试，供参考。

【小结】

反酸之为病，胃积物反涌入咽，或及口腔，酸水为之上泛。若随即咽下，乃为吞酸，若随即吐出，则为吐酸。可独见，亦可兼见于胃痛诸症。《素问·至真要大论》曰："诸呕吐酸，暴注下迫，皆属于热。"此病颇类西医学所谓慢性胃炎、胃溃疡、十二指肠溃疡诸病，以反酸为主症者，均可参考本病证进行辨证论治。

本病多因饮食不节、起居失常及情志失调所致。有寒热之分，多为热证，属热者，多由肝郁化热犯胃所致。属寒者，多因脾胃亏虚，肝气犯胃而成。初多实证，多为肝气犯胃。脾失健运，久则阴津亏损，乃伤脾胃，是以痰湿内生，痰瘀互结，而致脾胃虚弱、胃阴亏损，而失和降。其病机，乃肝气犯胃，胃失和降。其病位，主脏为胃、食管，而及肝脾。情志失调、肝气犯胃，为其病理特点；痰瘀互结、胃阴亏损、胃气上逆，亦为其病理现象。

反酸的临床表现：吐酸或吞酸时作，嗳气，脘腹胀闷，胁肋胀满，或心烦易怒，或口干口苦，或喜唾涎沫，或大便溏泄诸症。

临床分为热证、寒证。

热证：症见吞酸时作，嗳腐气秽，胃脘闷胀，心烦易怒，口干口苦，咽干口渴，舌红，苔黄，脉弦数。治法：清泻肝火，和胃降逆。方药：左金丸加减。

寒证：症见吞酸时作，嗳气酸腐，胸脘胀闷，喜唾涎沫，饮食喜热，四肢不温，大便溏泄，舌淡苔白，脉沉迟。治法：温中散寒，和胃制酸。方药：香砂六君子汤加减。

吾辈以为，反酸乃临床常见之症，西药质子泵抑制剂及促胃肠动力药虽颇有效，然一旦停服则数反复，甚者不利患者起居也。反酸病因有二。一为寒证，寒痰水饮，当施以温化，可用小半夏加茯苓汤。脾胃虚寒者，可用理中丸或附子理中汤。温化亦可用附子、香附丸诸药。二为热证，肝火克脾胃者，可用左金丸加减。脾胃热甚者，可用清胃散、清中汤、三黄泻心汤诸方。胃脘灼热胀痛，反酸，纳少者，多为痰热结于心下、胃脘所致，可用小结胸汤加减。食道炎，或胃痛兼食道炎，兼见胸骨灼热、灼痛，反酸，咽喉不适诸症者，宜加用柴胡、黄芩诸药，即柴胡陷胸汤。以食道在胸，为少阳所主故也。以经脉而论，胃胆经脉，皆从缺盆下胸中贯膈，近食管，故相及也。其病机为痰热中阻，少阳经脉不畅，宜用柴胡陷胸汤。

临证反酸多以肝胃郁热、脾虚水饮为主，他证鲜见。常用左金丸、乌贝散、小陷胸汤、旋覆代赭汤、柴胡疏肝散、半夏厚朴汤、越鞠丸、小柴胡汤、丹栀逍遥散、桂枝汤、黄芪建中汤、香砂六君子丸、橘皮竹茹汤、藿朴夏苓汤诸方，可辨证随症加减。常用如下药对或药组：川黄连、吴茱萸药对，可灵活配比，尤适用于肝胃郁热者；浙贝母、海螵蛸、煅瓦楞子药组，有制酸之效，多数反酸均可用之，湿重者慎用；益智仁、诃子药对，适用于口酸；旋覆花、代赭石药对，适用于嗳气兼反酸；桂枝、白芍药对，适用于气上冲兼反酸，可参考桂枝加桂汤治奔豚气之例，以平冲降逆也。牡丹皮、焦山栀药对，适用于肝胃火重者。

近年来，吾辈治疗肿瘤患者兼反酸者甚多，多为热证、虚证。热证多为湿热，或肝胆郁热，可用炒牡丹皮、栀子、柴胡、金钱草、芍药、甘草、川黄连、吴茱萸诸药清热开郁，因其轻重，而定剂量。虚证者多虚寒夹杂，以温中健胃为主，可以四君子汤加姜半夏、桂枝、附子诸药。若多吐清水，饮后腹胀，或行时腹有水晃感，可加用肉桂 1~3g，炒川黄连 3g。反酸患者多以海螵蛸、浙贝母（乌贝散）对症施治。有湿症、纳差者，可加藿香、苏梗诸药。呕吐重者，可加旋覆代赭汤。便坚者，必通之。虚寒者，不可多用薏苡仁、焦三仙之品，慎用苦寒药，欲用，则必以炒、焦之品。治反酸，当谨降肠压，善养而复其元也。又当谨忌口，如寒证者，忌寒凉、生冷、坚硬、黏滑、酸性、甜腻、浓茶、咖啡、辛辣、刺激性及难化之食。确致病剧者，尤当忌口也。

（林胜友、王文龙）

便 秘

便秘者，谓粪久滞于肠，而难便也。或因粪质不坚，虽有便意，秘结不通，便期乃延；或因粪质干硬，而难通也。《兰室秘藏·大便结燥门》云："若饥饱失节，劳役过度，损伤胃气，及食辛热厚味之物，而助火邪，伏于血中，耗散真阴，津液亏少，故大便燥结。"《医学心悟·大便不通》辨为四证，"实秘""虚秘""热秘""冷秘"是也，且列诸症及所用方药，颇有效验。便秘常症，中药疗效自佳，无待多言，今所论者，其难症、久症辨治之术也。

林胜友：便秘是当今社会常见病症，关于便秘的中医论治，不知诸位有何见解？

张永华：前段时间我外甥因长期便秘找我治疗，经治2月余效果仍不佳，望各位同道分享一下经验。很多文献上报道用大剂量白术，我用了效果大多不明显，不知道各位同道有何见解。

朱黎红：张院长，抑郁症的患者我临床遇到的不多，有些阳虚很明显，曾经有一例患者我给她用了五苓散效果挺好的。

张永华：朱主任经常用大剂量生白术吗？因为和同道交流时，几乎都告诉我40~60g的生白术对习惯性便秘（其他证候不明显）效果很好，而我使用后基本都没有看到效果。也许和辨证、配伍有关？

朱黎红：张院长，邢斌有一篇文章提到五苓散证实质为水壅津亏，即水液布散不匀，故服用五苓散后有可能发生水泻。生白术的剂量一般为30~60g，五苓散相对于枳术丸的不同，我觉得是桂枝温阳下气的功效起了作用。

张永华：确实，抑郁症患者的便秘与其他患者有不同。抗抑郁药引起的便秘大多是没有便意，大便黏滞，解而不畅，甚至不用开塞露根本解不出来。我用理气化湿药，如苍术、白术、木香、槟榔、陈皮、枳实、佩兰等效果也是很差。文献报道的心得和验方很多，但有些很难重复。大家临床使用后效果确实很好的经验能否分享一下？

朱黎红：张院长，有些阳虚证的患者用了附子理中丸就会大便通畅，同理的如大黄附子细辛汤等。如果用理气化湿法效果不好的时候考虑一下附子理中汤合五苓散，可能会促进肠蠕动吧。

关新军：张院长，这种便秘，我也碰到过，诸法遍试，颇难取效。后用理中汤与桂枝茯苓丸、半夏厚朴等合方，情况有所改善，但例数少，不知可重复否。大量生白术通便的经验用了多例，疗效不显著。

周敏：张院长，我导师常用生白术30g，生枳壳30g，除了药物之外，我觉得很重要的一点就是每天早餐后定时排便，没便意也要蹲上半小时，坚持半年基本都能解决。

明易：可以尝试刘邵武先生的习惯性便秘效方，我经常用，效果不错，供参考，处方如下：芦荟3g，生白芍30g，威灵仙10g，甘草10g。

关新军：明易老师，芦荟起效迅速、效果明显，但苦寒之品，恐怕不可长期用。

徐红：长期便秘多是胃肠动力减退。我临床常同时运用理气、益气、润肠三法，效果颇为不错，生黄芪加四君子汤或六君子汤加杏仁、肉苁蓉、酸枣仁，痰湿重加瓜蒌仁，阴虚甚加麦冬、五味子，阴虚更甚者则加熟地黄、山萸肉，关键要加重胃肠动力药，如白术、枳壳、厚朴等。一般不用大黄、番泻叶，便秘虽得暂缓，然长期服用这类药恐有加重便秘之虞。

周敏：枳术丸久用效果便不佳，我有时喜欢加点芒硝。如果是年轻人或者只要认知好的人都可以通过运动来辅助治疗，可以进行盆底肌训练，随时随地都可以练，挤压肠道促进蠕动，大家可以搜一下凯格尔操跟着学习。

郑文龙：张院长提到生白术通便，我用单味生白术 60~100g，水酒各半共 2kg，煎 4 小时，分 3 次服。对于大便艰涩不通畅效果还是不错的。对于这种便秘，《伤寒论》称为"固瘕"，效果相当不错。无效的患者也有，最近两年顾植山老师这里和我这里各碰到过两例。

张永华：郑主任，您提到白术效果可能与白术的量和煎药时间有关，我一般用 40~60g，很多效果不明显。

郑文龙：张院长，一般 1 剂见效。我一般前 3 天每日 1 剂，后面 1 剂服两天，1~2 周后停掉，隔期如果再发，继用依然有效。煎药时间和剂量有关。但我觉得跟您这里的疾病类型关系更大。因为一般的大便不通畅，复方里面用 15~30g 就可以。很少用芒硝、肉苁蓉等药。

彭伟：中国中医科学院已故专家傅方珍主任医师从医几十年的经验，用威灵仙 20~30g，肉苁蓉 10g 治疗习惯性便秘，特别是对老年人的习惯性便秘，均能获得好的疗效。威灵仙治疗老年人便秘早有记载。元代危亦林在《世医得效方》中记载："威灵仙丸治年高气衰，津液枯燥，大便秘结。"其组成是威灵仙、枳实、黄芪（蜜炙）。傅老认为，威灵仙的用量可根据患者的病情及体质的强弱加减用药，疗效更佳。我们在临床使用时，经常配伍生白术 50g 以加强运脾通便的功效。有时会根据老年人肾虚津亏肠燥的特点，合用济川煎或增液汤。

关新军：补充一点：用活血化瘀药桃仁、当归等，应该也是一法。

陈叶青：各位专家好，治疗便秘，也可以从六经的角度出发，相对容易上手。

1. 太阳病的便秘，一般用桂枝汤、桂枝加厚朴杏子汤、桂枝加芍药汤、桂枝加大黄汤等桂枝类方，五苓散（五苓散便秘的特点，一般是大便先干后溏）。

2. 阳明病的便秘，几个承气汤用得很多。

3. 少阳病的便秘，部分用小柴胡汤就可见效，大柴胡汤、柴胡加芒硝汤都不错。

4. 太阴病的便秘，用小建中汤、黄芪桂枝五物汤、黄芪建中汤、枳术丸、厚朴七物汤等的机会很多。

5. 少阴病的便秘，用大黄附子汤、附子泻心汤、真武汤、炙甘草汤，辨证准确了效果都不错。

6. 厥阴病的便秘，《备急千金要方》的大温脾丸效果很不错，其实就是乌梅丸里的乌梅改成了大黄加了消导和胃的麦芽、神曲等。

林胜友：谢谢大家的经验分享。大便不通，要考虑病因，一些患者长期服用泻药出现肠道过度排空与便秘交替；另一些患者是因肠道动力不足而致便秘。治疗时，我会用生白术 30g，枳实 12g，牛蒡子 15g。前者加润肠增液中药如熟地黄、玄参、肉苁蓉各 30g，后者加强理气。这二者均常与肠道菌群失调有关，让患者平时多吃点他们家乡发酵的食品，如咸菜等。也可以服益生菌。不少服中药出现黑肠结肠黑变病者，也有从不吃中药而出现黑肠者，不知各位可知原因？可能与色素沉着有关。

张永华：是的，我门诊中，比较难治的便秘除因抗抑郁和抗精神病药引起外，还和患者的特殊个性有关，有些比较爱美，注重身材，所以长期服用所谓的减肥药（多含通下药），导致大肠黑变，便秘加重。对长期使用药物引起大肠黑变后的便秘大家有没有特别的经验？

叶蔚：林院长、张院长，结肠黑变病主要是含蒽醌类成分的中药引起，如大黄、芦荟、番泻叶等，当然有的食物、保健品中也含有这种成分。与色素沉着关系不大。结肠黑变病有一定的癌变率，有部分患者在不继续服用中药的情况下会自行消退。在使用通便中药的时候应考虑到这一点，尽量不要长期使用。

陈启兰：叶主任，我感觉可能要从"肺与大肠相表里"和"提壶揭盖"

上面动脑筋，您这里的患者，肺气郁闭估计是不少的。上海颜乾麟老师在治疗便秘方面颇具心得：润下用火麻仁、柏子仁、五味子；理气用木香、槟榔、乌药、枳实、厚朴；降肺用枇杷叶、苏子、杏仁、炒莱菔子；养阴用玄参、生地黄、麦冬、沙参；补血用生地黄、熟地黄、当归、白芍；补肾用益智仁、何首乌、补骨脂、菟丝子。在此分享给诸位以供参考。此外，活血化瘀的桃仁、当归，养心安神的柏子仁，通利二便的牵牛子，解毒利咽的牛蒡子，通便效果都不错。我的体会，生白术最多用至30g，但效果仍一般，反而是辨证的基础上，选用同时有通便作用的中药，更有效果。

张永华：是的，陈主任，对普通便秘中药效果还是不错的，但难治性习惯性便秘尤其伴有焦虑者，患者每天为便秘而担忧，或者用抑郁药后的便秘，还有长期用中药攻下药后的便秘，有时对这些患者的治疗感到很困惑。临床推荐的方法效果不理想，别人推荐的常用药，如牵牛子我一般用15~20g，火麻仁用30g，生白术我用40g，但还不理想。

陈启兰：我母亲也有顽固性便秘，由于有肝内外胆管结石，曾经患化脓性梗阻性胆管炎、感染性休克并发急性肾衰竭，后来切除右肝下叶和胆囊，还有胆汁反流、反流性食管炎，现在仍有结石堵塞胆总管，她的焦虑抑郁症状很严重，病史长，肝肾真阴亏损，胃也不好，膏方也吃不来，我就给她丸药里面放阿胶、龟甲胶、鳖甲胶、黄明胶，吃了两个月，便秘终于好了。有些顽固性便秘确实也没有好办法，肠道水疗可以尝试，曾经有一个女患者，她就坚持做肠道水疗20多年，每周2~3次，看起来状态也不错。

张永华：感谢林院长提供的平台，感谢各位同道的无私分享。从大家提供的经验来看，便秘绝对不单纯是阴虚津亏，很多和湿阻、气滞、脾虚，甚至阳虚有关。我每周遇见便秘患者有10~20例，大部分中医治疗效果不错，但有些中医治疗效果不明显，还得服用乳果糖、福松等。今天大家分享的经验今后我在临床上可以试试。

【小结】

便秘之为病，粪便久滞肠内，秘结不通，便期长，或虽非长，然粪质干结，欲排甚难，粪质或非硬，然虽有便意，而不畅也。西医所谓功能性便秘、肠道激惹综合征、肠炎恢复期肠蠕动减弱所致直肠及肛门疾患附带便秘、药物性便秘、内分泌及代谢性疾病所致便秘，及肌力衰减难以排便、粪干结为主症者，均可参考本病证辨证论治。

病因：饮食所伤、情志失调、年老体虚、感受外邪，乃致大肠积热，或气滞，或寒凝，或阴阳气血亏虚，使其传导失常，乃致便秘。基本病机：大肠传导失常。病位：主脏大肠，而及脾、胃、肝、肾、肺。病性：冷、热、虚、实，凡四类。虚者，气血阴阳亏虚。实者，热秘（燥热内结）、气秘（气机郁滞）、冷秘（阴寒积滞）。病机可兼及或互化。

临床症状：主症：排便间隔超素习者一日以上，或间隔三日以上。粪质干结，难排，或欲排而艰涩不畅。兼症：腹胀腹痛、脘闷嗳气、食欲不振、纳呆、口臭、神疲力乏、头晕头胀、头眩心悸、心烦易怒、肛裂、痔疮诸症。

辨证要点：首辨虚实，实者，热秘、气秘、冷秘也；虚者，气虚、血虚、阴虚、阳虚也。实证邪滞日久，耗伤正气，气血不足，或阳虚阴亏，可转虚证。虚证停积日久，亦可化燥为实，属本虚标实。次辨证候，实秘，含热秘、气秘。热秘者，粪质干结，腹满胀痛，舌苔黄燥。气秘者，欲便不得，腹或胀或痛。虚秘，含气虚便秘、血虚便秘、阳虚便秘。气虚者，粪不干，无力努挣，舌淡苔薄白。血虚者，便干如栗，脉细、舌淡红、苔薄净。阳虚者，又称冷秘，粪艰涩，腹冷痛，舌淡苔白滑。复辨舌质舌苔，舌红少津，无苔或少苔，为阴津亏少；舌淡少苔，为气血不足；舌淡苔白滑，为阴寒内结；舌苔黄燥或垢腻，为肠胃积热。

治则：以通下为主，然忌纯用泻下药，应随病因而择治法。实秘乃邪滞肠胃、壅塞不通所致，故以祛邪为主，可用泄热、温散、通导诸法，去邪通便；虚秘乃肠失润养、推动无力所致，故以润补扶正为先，可以益气温阳、滋阴养血诸法，培正通便。六腑以通为用，实则泻之，虚则补之，审证求因，审因论治。

临床分为热秘、气秘、冷秘、气虚秘、血虚秘、阴虚秘、阳虚秘。

1. 实秘

（1）热秘：症见大便干结，腹胀腹痛，口干口臭，面红心烦，或有身热，小便短赤，舌红，苔黄燥，脉滑数。病机：肠腑燥热，津伤便结。治法：泄热导滞，润肠通便。方药：麻子仁丸加减。

（2）气秘：症见粪质干结，或不甚干结，欲排而不得，或便而不爽，肠鸣矢气，腹中胀痛，嗳气频作，纳食衰减，胸胁痞满，舌苔薄腻，脉弦。病机：肝脾气滞，腑气不通。治法：顺气导滞。方药：六磨汤加减。

（3）冷秘：症见大便艰涩，腹痛拘急，胀满拒按，胁下偏痛，手足不温，呃逆呕吐，舌苔白腻，脉弦紧。病机：阴寒内盛，凝滞胃肠。治法：温里散寒，通便止痛。方药：温脾汤合半硫丸加减。

2. 虚秘

（1）气虚秘：症见大便虽不干硬，然有便意而难排，努挣汗出气短，便后乏力，神疲肢倦而懒言，舌淡苔白，脉弱。病机：脾肺气虚，传送无力。治法：益气润肠。方药：黄芪汤加减。

（2）血虚秘：症见大便干结，面色无华，头晕目眩，心悸气短，健忘，口唇色淡，舌淡苔白，脉细。病机：血液亏虚，肠道失荣。治法：养血润燥。方药：润肠丸加减。

（3）阴虚秘：症见大便干结，如羊屎状，形体羸弱，潮热盗汗，头晕耳鸣，两颧红赤，心烦少眠，腰膝酸软，舌红少苔，脉细数。病机：阴津不足，肠失濡润。治法：滋阴通便。方药：增液汤加减。

（4）阳虚秘：症见大便或干或否，而皆难排，四肢不温，腹中冷痛，小便清长，面色㿠白，或腰膝酸冷，舌淡苔白，脉沉迟。病机：阳气虚衰，阴寒凝结。治法：温阳通便。方药：济川煎加减。

吾辈以为，习惯性便秘多由胃肠蠕动衰减所致，临证可酌情加用益气、理气、润肠之药,如以白术、枳壳、厚朴补助胃肠蠕动,然枳术丸久用其效不佳。至若苦寒泻下药,如大黄、番泻叶诸药,当不用或少用,应急时方可一用,盖其虽可暂缓便秘,然久服反使加剧,甚者黑肠,而诱癌变。临证可依病机择药,肠燥津亏,可选润下药,如火麻仁、柏子仁、五味子诸药;气滞肠壅,可选理气药,如木香、槟榔、乌药、枳实、厚朴、青皮诸药;肺失肃降,当佐以降肺之药,可用枇杷叶、苏子、杏仁、炒莱菔子诸药;阴液亏损,当滋阴增液,可用玄参、生地黄、麦冬、沙参、玉竹诸药;血虚不濡,当补益阴血,可用生地黄、熟地黄、当归、白芍诸药;肾气亏虚,当补益肾气,可用益智仁、肉苁蓉、何首乌、补骨脂、菟丝子诸药;久病多瘀,长期便秘可酌情佐以活血化瘀之药,如桃仁、川芎、赤芍、三棱、莪术诸药;脾虚便秘,当补脾升清,可用黄芪、白术、党参、升麻、柴胡诸药。

习惯性便秘,尤当辨明病因。难治性便秘或与焦虑抑郁相关,或因服用抗抑郁之药而致,若病情甚重、辨治甚难,可酌情换药。中青年妇女之习惯性便秘,或与久服减肥药相关,需详询病史。老年慢性便秘,或与肠道占位性病变相关,当速以肠镜查之,以防漏诊也。

汤药而外,治便秘亦当妥善饮食,少食生冷、辛辣、油腻之物。忌久坐,可适量运动,以益肠道蠕动,可以凯格尔操训练盆底肌,挤压肠道而促进蠕动。宜养定时排便之习,纵无便意,亦当以时如厕,半载后可成其习。

(林胜友、王文龙)

经方用量及中药煎服法

经方者，中医瑰宝也，巧于配伍，药精效著，虽历千年而不衰。奏效与否，辨证、配伍而外，决于剂量也。故先贤有云："经方不传之秘者，唯剂量耳。"或谓经方所载剂量，不必拘泥，但从临床之症而定可也。或异其议。本文亦兼论煎服要法。

叶蔚： 我先说一下，根据历代度量衡简表，西汉时一两相当于258.24/16=16.14g，东汉时222.73/16=13.92g。明代以后度量衡开始稳定。所以张仲景时代，一两应该是13.92g。仲景之方用量是大，但用的药味较少，因时代局限性，他所能用的药物也不多，所以整个方子的总量不大。我更关注整个方子的总量。经方给我们提供的更多是思路。有人认为仲景年代所用中药可能很多是鲜品，所以剂量较大，若晒干炮制后就小了。别人的观点，转发给大家，仅供参考。

周天梅： 谢谢叶主任分享。经方有人认为一两15g，有人认为一两3g，剂量相差悬殊，我觉得15g太大，3g又起不到疗效，个人用时多折中为一两6g。

朱黎红： 同意周主任意见。经方一般原方原量是一两等于15g，如果辨证准确确实可以一剂知，二剂已。我也听过一些民间医家的确用原方原量的，但是要关注煎服方法，例如桂枝汤，一般原方原量是只煎一次，然后分次服的。我们体制内的受限制因素比较多，一般认为可以对应3g，5g，

10g，15g，但是比例不能变。如果是外感病我就让他们增加服药的次数，有时候一天也会服2剂，效果是一样的。内伤病我经验不足。

卢军锋：同感，《伤寒论》中除注意药的剂量外，还要注意方后的具体服用方法，比如是分温三服，分温二服，顿服，甚至是频服。可参考赵宏利老师的文章《经方药量分析之分析》。

徐新鹏：柯雪帆教授根据出土的汉制的秤考证后一两就是16.25g。现在大都是根据李时珍的古时一两约等于一钱而定的，一钱是3g。故《伤寒论》里的剂量就是一两约15g，药少量大而力专。比如附子大者一枚，现代医家称量后就是30g。

郑文龙：各位同道，经方的配伍比例比单味药的剂量更重要。近来应用乌梅丸，比例的重要性就更明显了。中药方子的剂量，本身是有章法的。比如交泰丸，黄连、肉桂比例6∶1，太阴用六少阴用一，取天一生水地六成之之意。但是后来这个章法失传了。

林胜友：同意大家的看法，大家觉得四妙勇安汤的剂量应如何看？

赵宏利：林院长，按老师们的建议是要大量才有效。

林胜友：赵主任，我的体会不是剂量大者胜，而按比例者效优。

赵宏利：同意林院长的意见。药量比例，尤其是经方的计量比例可能比药量更重要。日本的汉方医家，用经方常常是1g左右，也能取效。

叶蔚：同意。药物的配伍与比例是最重要的。患者真正服用的量，与水的多少、煎药的时间、药物的溶解度（水溶性还是脂溶性）、服药的方法等等都有关系。再加上个人的体质，有人大剂量才起效，有人小剂量疗效明显。所以关于用量更多的是医生的临床经验与摸索。

傅骞：叶主任，经方各药之间的比例确实比用量重要。我自己10天前感冒，头痛身疼、腰痛、恶寒无汗、脉紧，麻黄汤证基本具备。开了麻黄汤，麻黄只用了6g，因为有咽痛，想想把桂枝去了，换了个桔梗，结果服药后身痛鼻塞好了，但汗出不来，浑身燥热，整夜头痛，睡不安稳，第二天血压 168/110mmHg。到今天快 10 天了，血压还是偏高。反思原因恐怕是加减不得法，破坏了麻黄汤的结构。麻黄：桂枝 =6：0 走了极端。当麻黄开皮毛汗孔时，桂枝解肌腠的功效没跟上，营气外达不畅，卫气在脉外慓悍独行无偶，升逆无制，所以燥热却发不出汗（相当于皮肤层的小血管扩张了，肌层的小血管还缩着），然后汗出不了，血压就下不来了。6g 麻黄不算大量，心烦的不良反应都没有，但组方结构被破坏，效果没出来，不良反应出来了。

卢军锋： 各位老师既然都这么注重药物比例，那我想知道老师们在开方以后是怎么让患者煎药的？

林胜友： 这个问题提得很好。中药煎服法：①准备阶段：中药稍清洗，后加优质水浸泡 1~2 小时。②煎药阶段：大火滚开后改小火再煎 25~30 分钟，关火，取药汁。③如有先煎药，加少量水先煎 30 分钟后，加入其他经浸泡药共煎；如有后下的药，水滚 25 分钟后加入后煎药，再煎 5 分钟。④取药汁量及服法：第一次煎后取汁，再加优质水如前法再煎，再取汁；两次合而分两份，每次服 100~200mL，上午 10 点，下午 3 点服用。

卢军锋： 林院长，如果是目前常规的煎药方法，那就是对药物比例最大的挑战。简单说就是二煎的比例和一煎的比例并不一样，两煎药混在一起的话，那原方的比例也就变得不一样了。

叶蔚： 关于中药的剂量我觉得还是需要现代药理学方面的研究。虽然大家都知道这个研究太难，尤其复方是难上加难，但不能因为难，我们就说无法研究，就说我们的祖先都是圣人而不可逾越。只有中药的现代药理学方面得到突破，才能解开剂量的秘密。

林胜友： 今天大家谈剂量，讨论中又学到不少。个人总结如下：临床上剂量因组方、因配比各人不同，各医家经验也不同。想起近治一患者，有左第 2 肋近椎体处肿瘤溶骨性破坏，左手臂剧痛，左小臂手掌青瘀肿大，用桂枝汤加味，桂枝 30g，芍药 60g，甘草 12g，水蛭 3g……疼痛从三级降为一级，手肿消退，曾减桂枝为 15g，芍药 45g，因手肿，疼痛加剧，故复为前剂量，诸症又减。现已守方 3 个月，患者起居基本如常。

最近复习中医药大学方剂学教材，觉其剂量之变还需深入探讨，同时近观多位医家剂量，更觉纷杂。个人认为剂量之变在于医，在于病，在于时，在于组合，在于配伍，不可拘泥于古典。同时提议，我们杭州市中医院的各位，中药方应追求剂量韵律之美。

【小结】

我们认为，经方剂量争议颇多，各种说法五花八门，仁者见仁智者见智。明代李时珍在《本草纲目》中提出："今古异制，古之一两，今用一钱可也。"近年来，有人认为经方一两为 15g，有人认为一两 5g，有人认为一两 3g，相差悬殊。柯雪帆教授等根据国家计量总局《中国古代度量衡图集》汉制的秤考证后认为东汉一两为今之 15.625g，也就是说经方的用药剂量比现在的常用剂量大很多。仲景经方药味少而用量大，可能有时代局限性，他所能用的中药有限。而现代处方则药味多而剂量小，两者总剂量相差并不大。再者，仲景经方用药，只煎一次，而现代则煎两次或以上，这也改变了现代处方的用药剂量。因药味和煎服法的关系，现代处方的剂量，并不比经方的剂量小。因此，现代使用经方，既不能拘泥于"一两对应一钱"，也不是照搬经方的剂量，而是应当参照经方的配伍比例，根据患者病情、患者的情况，适当加味，尽量使用合方，结合现在煎服法的因素，选择合适的剂量。经方剂量只是其中的一个方面，它提供给我们更宝贵的经验是用药思路。如果辨证准确，经方确实可以一剂知，二剂已。有的民间医家的确用原方原量，但是我们更应该关注煎服方法，比如说有分温三服、分温二服、顿服，甚至是频服。我们体制内的医生，因受药典中药物规定剂量及中药饮片的医保规定剂量等因素限制，很难做到原方原量，但建议使用经方时最好按原方剂量比例不变。我们临证体会，经方不是剂量大者胜，而是按比例者效优。经方的配伍比例比单味药的剂量更重要。临床上剂量因组方、因配比、因人而不同，各医家经验也不同。临证时，药物的配伍与比例是很重要的。患者真正服用的量，与水的多少、煎药的时间、药物的溶解度（水溶性还是脂溶性）、服药的方法、个人体质等都有关系，因此药物剂量更多的是医生的临床经验与摸索。此外，还要注意中药煎服方法。需要注意的是，仲景经方用药，只煎一次，而现代则煎服两次或以上，若按现在常规的中药煎药方法，对药物比例也是一大挑战，因为二煎的比例和一煎的药物剂量比例并不一样，若两煎药物混在一起的话，那么经方剂量比例也会变得不一样了。综上所述，我们认为，经方剂量之变在于医，在于病，在于时，在于组合，在于配伍，不可拘泥于中医经典。经方用量及中药煎服法之变，比较纷杂，还有很多问题尚未厘清，有待于各位有识之士进一步研究探讨。

（林胜友、王文龙）

中药服用忌口

服药饮食禁忌，谓服药期忌食某物也，亦称"食忌""忌口"也。《黄帝内经》尝论其则：肝病忌辛、心病忌咸、脾病忌酸、肺病忌苦、肾病忌甘苦也。《本草经集注》则详而论之："服药不可多食生胡荽、蒜、杂生菜，又不可食诸滑物果实菜，又不可多食肥猪、犬肉、肥羹及鱼臊脍等物。"可见生冷、油腻、腥臊、烈性之食皆当忌之。张仲景则谓："所食之味，有与病相宜，有与身为害，若得宜则宜体，害则成疾，以此致危。"足见忌口断不可忽也。忌口自当决之于所服之药，亦当决之于病况也，细论病之寒、热、虚、实、表、里、上、下、脏腑诸况，而察之于食物之性味也。凡不利于病者，皆当忌之。

林胜友：不知从事呼吸科、肾病科、妇科、骨科等专业的专家，对忌口如何认识及要求如何？

邱芳辉：林院长、各位老师，我来说说鸽子，民间一直流传术后服鸽子汤能加速伤口愈合的说法，鸽子是术后患者恢复中常见的补物。但我与整形外科医生沟通过，均认为鸽子不宜用于加速术后创口愈合。很大比例的患者会出现疤痕增生现象。我自己就是例子之一。分析原因：鸽子与鸡同源，从成分上以蛋白质为主而脂肪含量少，易被人体消化吸收可利于术后恢复。但从中医功效上说其多有补肝肾、益精气、助阳气的作用，可归为发物。我个人认为须因人制宜，长期体弱的术后老年患者可适量服用，常规患者术后不宜长期或大量服用，否则反而易致热甚、疤痕增生。上述如有不当之处请各位老师指正。

傅骞：我认为忌口在临床上还是要重视的，它有其特定的道理，不注意会影响疗效。我平常关注的忌口大致有三大类：一类是病忌，一类是药忌，一类是人忌。以咳嗽咳痰为例，一病忌，忌鱼虾，因为生痰致咳，忌油炸、坚果、辛辣，因为刺激咽喉致咳。二药忌，比如用清热解毒药，那要忌辛辣，以免减效。三人忌，就是体质不适合的要忌。比如热性体质者须忌热性食物。还有特殊用药比如用地黄要忌萝卜，因为易致胃肠反应。至于民间种种忌口说法，用专业知识分析一下，想明白道理就能分辨了。如吃中药忌豆腐，因为石膏点豆腐，怕跟药有反应，现在的内酯豆腐恐怕就不必忌。一点浅见，各位见笑了。

陈启兰：傅主任，禁忌与低量摄入应该分开来吧，少数食物是禁忌，根据病种不同因人而异，大部分的食物还是减少摄入比较好，营养均衡，过量才不好，不足也是不好的。

成文武：我觉得忌口还是应该因人、因病、因时、因地而异，是相对的，不是绝对的。

林胜友：谈谈我的看法，关于肿瘤复发与鸡、鸭、海鲜的问题，忌用与否是没有区别的，理由：①港台均不忌鸡不忌海鲜，复发率没有比大陆高；②不少患者吃鸡，吃海鲜也无高复发；③本人的学生做过研究，用富含鸡、鸭的饲料饲养荷瘤小鼠，其肿瘤生长无统计学意义的差异，三个肿瘤相关细胞因子水平也无统计学意义差异。值得指出的是从中医来说，鸡性偏热，胃热之人少吃，鸭性偏寒，脾胃虚寒者少吃。是少吃，不是不能吃。关于乳腺癌、前列腺癌，要慎用或禁用壮阳等有激素样作用的食品，如花粉、蛤士蟆、胎盘等。某些靶向药物治疗时，要忌柚子类食品。

张旭平：林院长，农村老人说的忌口与发物虽然没有依据，但有些特殊病种，真的要忌口。比如吃滋补中药最好不要吃萝卜、雪菜，并尽量少喝浓茶等，不要干重活（少出汗）。请各位专家指正。

杨观虎：林院长，肿瘤患者的第一忌口就是糖，糖是肿瘤细胞赖以生存与扩散的基本要素。

单建贞：同意杨教授的观点，和国外西医肿瘤医生交流时，大家认为糖也是唯一明确需减少摄入的。

林胜友：是的，杨主任，个人认为正常人也不能过多食糖，及含糖高的碳水化合物。另外，重度肝硬化者应控制蛋白质摄入量。某些皮肤病与食物有关。红斑狼疮、类风湿关节炎患者也有食物忌口。习惯性流产、蛋白尿患者可能也有忌口。群里这方面的专家请指教。

庞德湘：林院长，国外肯定会有忌口。前几天遇到一个患者，开好处方后，走到门口又回来问：牛奶可以吗？辣的可以吗？肥肉可以吗？原来门口有一个老外是她男友，走出去，男友问她后，她就跑回来问。许多患者都说外国人也忌口。本想和那个老外聊聊的，时间紧张，就这样子了。因为就是咳嗽，一次药就好了。后来电话问了一下她，外国人也忌口吗？她说忌口可多了。

陈叶青：林院长，红斑狼疮患者尽量不吃光敏性强的食物如部分蘑菇、莴苣、韭菜、小白菜、灰菜、芥菜、萝卜叶、马齿苋、苋菜、荠菜、菠菜、油菜、茴香、芥末、柠檬、菠萝、无花果等。伞形科类中药，如独活、羌活、前胡、白芷等，有很强的致光敏作用，也需谨慎使用。

陈杰：上次一个急诊者意识障碍，查 B 超提示肝硬化。追问病史，进食甲鱼半只多。高蛋白饮食可诱发肝昏迷。

陈海玲：林院长，根据您团队的科学研究，证明鸡、鸭、海鲜等对肿瘤并无影响，是否也可以理解为鸡、鸭忌口并不科学，但是根据中医理论，四气五味归经，确实是要因人因时而有所选择，也是正确的。

林胜友：陈主任，认为鸡肉忌口的原因是其能促进肿瘤生长，这是没有科学根据的。其所谓的根据可能是在经济不发达情况下，营养不良者吃鸡后会生疮。

王彬彬：我跟患者解释大陆认为吃鸡会发，吃鸭不发；台湾认为吃鸭会发，吃鸡好。同是一国人，怎么可能会如此大相径庭，所以这观点没依据啊，一说他们就懂了。

刘清华：鸡鸭忌口与否对肿瘤影响不明显，但问题是患者一般都有不少合并症，体质也不一样，辨证忌口，该忌时还得忌。

林胜友：有人提出肿瘤患者吃无鳞的鱼会发，我不明白道理，有哪位专家指点下。吃海鱼会发，我不这样认为。

高文仓：林院长，饮食禁忌是肿瘤患者很关心的问题，可惜目前中医界意见还不统一。徐达"背疽"，因朱元璋赐"蒸鹅"而病情恶化的故事大家耳熟能详。"忌口""发物"是一个笼统的概念，皮肤病、疮疡、哮喘等疾病尤其强调饮食禁忌，但古医籍并没有专门论述忌口、发物对恶性肿瘤作用的指导性建议。《千金食治》和《饮膳正要》是饮食禁忌的经典医籍，深入研究很有必要。

丁纪元：林院长有一篇采访是忌口方面的，可供参考。所忌之物要因人因时因属性而定。应该是某种食物不适合某个证的患者，而不是某种食物不适合所有患者。

高文仓：确实，林院长"辨证忌口"的提法属于一个很好的操作形式，但肿瘤患者并不熟悉自己的"证"，也不清楚哪些食物和哪些证搭配。这也就对当代中医提出了更高的要求，除了给患者辨证施治，还要辨证施"食"。既要熟悉"药"，也要熟悉"食"，了解食物的四气五味和宜忌，再作为诊疗过程的重要部分告诉患者执行，才能真正落实。

【小结】

中医忌口理论是中医学的重要组成部分，来源于上古先贤的临床观察和经验累积，在当今仍有借鉴意义。中医忌口理论，渊源可追溯至先秦，

《周易》当中便有"节饮食"之训，后因地域限制及缺乏系统整理，流传至今内容参差不齐。《黄帝内经》首次对忌口理论进行了阐述，《灵枢·五味》曰："肝病禁辛，心病禁咸，脾病禁酸，肾病禁甘，肺病禁苦。"以五行理论为基础，认为五脏有病当各忌其所不胜，如肝病忌辛便是防辛之金气伐伤肝木之故。张仲景在《伤寒杂病论》中，在继承《黄帝内经》忌口思想基础上，对忌口理论有所发挥，仲景有云："所食之味，有与病相宜，有与身为害，若得宜则宜体，害则成疾，以此致危。"指出饮食当与病情相适，若饮食不宜则有诱发疾病之虞。不仅如此，基于临床观察，张仲景辨治六经病证之时，也将忌口思想融入其中，如《伤寒论》中运用桂枝汤治疗太阳中风证时，强调服药后"禁生冷、黏滑、肉面、五辛、酒酪、臭恶等物"，现在仍被各医家奉为外感病后的禁忌经典。在《金匮要略》中亦有"禽兽虫鱼禁忌并治"及"果实菜谷禁忌并治"等专篇，专门讨论饮食禁忌，对后世影响巨大。《本草经集注》云："服药不可多食生胡荽、蒜、杂生菜，又不可食诸滑物果实菜，又不可多食肥猪、犬肉、肥羹及鱼臊脍等物。"与当今临床忌生冷、油腻、腥臊、烈性食物的观点一致，说明早在古代，医家便已注意到饮食与服药的关系，为当今中医忌口理论之奠基者。至唐代，第一本这方面的专著《食疗本草》问世，其后经各代医家不断补充及完善，至清代中期，忌口已发展为相对成熟的理论应用系统，被坊间共识，大量运用于临床各症的防治。

然则，中医忌口究竟在临床和生活中有何应用意义？首先，忌口有利于维持健康。《黄帝内经》认为上古真人得享天年的原因在于"法于阴阳，和于术数，食饮有节，起居有常，不妄作劳"，饮食有节便是其中重要的原因。平人若能调摄饮食，注意忌口，则利于保持脏腑阴阳平和，顺应天道。其次，对除平和质以外的其他体质者而言，由于自身有体质偏性，具备某种病证易感趋势，忌口有助于抑制机体从欲病向已病发展。再次，对已病患者而言，合理的忌口有助于保证药物疗效、防止病情进展。李时珍认为："羊肉大热，热病及天行病，食之必发热致危。"指出外感热病应当忌食羊肉，若此时食用羊肉容易引起发热。不仅如此，忌口影响病后所服药物疗效，当忌食与药物作用相反、相恶的食物，否则会减轻甚至改变药性，例如人参补气，而萝卜理气，萝卜可以减弱人参的补气功效，故服用人参后应忌食具有理气作用的食物。再比如，服用寒凉药物当忌食牛羊肉等温热食物。最后，对于大病初愈患者而言，忌口能够有效防止疾病复发。《素问·热论》载："病热少愈，食肉则复，多食则遗。"认为热病虽有所愈，但不注意饮食调摄，过食肉食可导致病情复发。疾病虽愈，但需候气来复。

虽然忌口在临床上有提高药物疗效、促进疾病转愈、维持机体健康等诸多益处，但目前仍存在些许不足。比如，过分迷信忌口，误把部分偶然当作必然，如部分皮肤病患者进食海鲜后病情加重，医家未加以甄别就直接认为皮肤病患者当禁食海鲜，有些在当今看来并无科学依据，临床实践证明对疗效和病情也无明显影响。再有，临床不乏医家将忌口当作常规套话者，不能基于证候特点指导患者准确忌口，即无论何人何病、何时何地，对患者忌口嘱咐永远是忌辛辣刺激、油腻生冷等。此外，部分医家出于对自身医技的不自信，故意将忌口扩大化、神秘化，以此作为疗效不佳的借口。这些不实言论有违忌口核心原则，导致真正意义的忌口备受民众及医界同侪舆论抨击。

应当如何科学准确地做好忌口交代工作，使忌口一说真正为临床服务？我们认为，应当"辨证忌口"，即具体情况具体分析，重点在于因病、因药、因人而异。对病而言，无论中医还是西医，都应当让患者严格执行忌口，例如糖尿病患者严格控制糖分摄入、高血压患者必须低盐低脂饮食、痛风患者必须低嘌呤饮食、甲状腺患者须限制碘摄入等。对中医而言，因病忌口，更突出药食之性不得与病机相同，以防加重病势，如咳嗽咳痰患者当忌鱼虾、油炸、坚果、辛辣等以防因食生痰致咳。当今社会由于中西医在临床中不断交叉融合，在中医处方之时，也应当充分考虑西医所限制忌口的药食，如乳腺癌和前列腺癌这种高性激素依赖性肿瘤患者，应慎用或禁用壮阳等有激素样作用的食品，如花粉、蛤士蟆、胎盘等。对系统性红斑狼疮患者来说，蘑菇、莴苣、韭菜、小白菜、灰菜、芥菜、萝卜叶、马齿苋、苋菜、荠菜、菠菜、油菜、茴香、芥末、柠檬、菠萝、无花果等食物应尽量减少食用，中药独活、羌活、前胡、白芷等伞形科类植物，有很强的致光敏作用，也需谨慎使用。对药而言，患者应当忌口与药势相反的食物，防止消减药力。热病寒药当忌食温热之品，如牛羊肉、辛辣物等；寒病热药忌食生冷，如冷饮、生食等。再如，地黄、人参等药当忌萝卜，石膏忌豆腐等，某些靶向药物治疗时要忌柚子类食品等。忌口要因人而异，主要关注患者体质，如热性体质忌热性食物，以防助长体质偏性引起病情变化。总体而言，应当科学客观地看待忌口，明显与现实不符的忌口应当摒弃，不应将忌口扩大化和神秘化，也不应当将忌口视作固定套话，要做到"辨证忌口"，准确地根据患者病情，因人、因药、因病甚至因时、因地地给出合理忌口方案，保证药物疗效，促进病情改善。

（林胜友、王文龙、张一鸣）

附子的安全使用

附子，为回阳救逆第一要药。临床上多用于治疗脏腑阳气虚脱诸症，如寒湿痹痛、肢冷脉微、心衰浮肿、阳痿宫寒、脾虚泄泻等。古今诸多医家临证皆善用附子，其中尤以中医扶阳学派更是擅用大剂附子力起沉疴而闻名。然附子有毒，如何安全有效地在临床中使用附子，却极为考验中医师临证基本功。

林胜友：中医的治疗原理之一便是以药物的偏性纠正人体阴阳的偏性。临床所用药物绝大多数有偏性，即性味"偏"。实际遣方用药中，要以偏纠偏，但过之为毒，不及则效差。若过之则可以用煎服、其他药配伍等法纠之，这些在临床上以经验形式传承。比如说附子，是很好的温肾阳药，也是扶阳派常用的，但大剂量使用后出现中毒抢救的情况也不少见。临床上有不少专家很有体会，请哪位先谈谈？

余志怡：林院长，我先抛砖引玉。临床遇到沉细脉、白润苔等一派阳虚证时，通常用黑顺片，30g起步，50%加量，有时会用到120g[①]。很多时候出现不良反应不是剂量太大，而是煎煮方法不对。曾经几个患者同时反映服后恶心呕吐，追问细节，发现是其医院代煎的，而门诊患者就没有同样情况。和中药房联系，发现是时间没有煎够。前些时候接诊一个产妇，经治基本痊愈，症状遗留夜寐欠佳、少许出汗，于是处方二加龙牡汤，具体

---

① 注：此处用量为医师个人经验，临床上应按药典使用。下同。

方药：桂枝 9g，肉桂 5g，赤芍 9g，龙骨 15g（先煎），生姜 9g（先煎），生牡蛎 15g（先煎），红枣 9g，白薇 9g，生甘草 6g（先煎），黑顺片 9g（先煎）。黑顺片只用 9g，照样出现了恶心等中毒症状。追问之后得知果然是煎煮问题。

郑文龙：余师兄，你那张方子患者喝了恶心，也可能和白薇有关系。

林胜友：余主任，这张方不太熟悉，是验方吧？

余志怡：林院长，我很少加减，此为二加龙牡汤原方，为桂枝加龙骨、牡蛎汤再加白薇、附子组成。

林胜友：余主任，根据我的常规认识，用知母可能更好，所以想听听你的认识。

王磊君：林院长，该方原出自《金匮要略》虚劳病中，后为《外台秘要》所引用。余老师开的是原方，白薇确易催吐，我也遇到过，后来把白薇剔除即好转。

林胜友：余志怡主任，查到了，是《外台秘要》之《小品方》。从呕吐角度看，肉桂、龙骨、牡蛎、白薇皆可吐。胃热者若遇肉桂量大，脾胃虚寒者若遇龙骨、牡蛎、白薇皆可致呕或吐。

名称：二加龙牡汤。

来源：《外台秘要》卷十六引《小品方》。

组成：龙骨 15g，甘草 6g（炙），牡蛎 15g（熬），芍药 12g，大枣 4 枚（擘），生姜 9g，白薇 10g，附子 6g（炮）。

用法：上药八味，切。以水 800mL，煮取 300mL。分 2 次服。

主治：虚劳病，阳虚外越，多梦失精，心悸气短，潮热汗出，或阴部畏寒，目眩疼痛，头发脱落，及精神不安等。

禁忌：忌食海藻、菘菜、生葱、猪肉、冷水。

林胜友：余主任，"黑顺片 30g 起步，50% 加量，会用到 120g"，附子这么大量，请问有什么好的煎服法或者用其与他药配伍吗？

余志怡：林院长，通常和干姜或者甘草配伍，30g 先煎 30 分钟；60~120g，先煎 60~90 分钟。叮嘱患者，尝之如果麻口，说明没有煎透，还要延长煎煮时间。药房要求剂量达 15g 就要签字，9g 以下可以不先煎。其实即使 6g，如果不煎 30 分钟，照样出现中毒反应。

林胜友：余主任，我曾治疗一例晚期肝癌患者，辨证为脾肾阳虚，用附子，先 9g 后加至 60g。当时因为担心毒性，查阅文献，请教同行，想了不少办法，最后也是先久煎去毒，嘱家属附子加水先煎，水沸 15 分钟后，用筷子蘸水，放嘴里试味，如果没有麻辣感，则放入其他清水泡过的中药与其合煮，如有麻辣感，则继续先煎，再试，直至无麻辣感。后来我们观察随访，这位终末期肝癌患者活了很长时间。初诊时其女刚怀孕，其希望见到外孙女出生，后来记得他女婿送小孩周岁小礼物来感谢。关于附子，使用后有便闭或大便不畅情况，各位有否好经验？

余志怡：林院长，我个人经验，附子 15g 以下不先煎，但是所有药一起煎足 45 分钟，不煎第二汁，分 3 次服用；30g，先煎 30 分钟；60g，先煎 60 分钟，不放心，可以先煎 90 分钟。一定要区分麻与辣，因为 15~30g 的干姜就很辣，要鉴别开来。便秘没怎么碰到，毕竟温阳之后，水液代谢功能好了，反而会大便通畅。倒是腹泻会经常碰到，常常怀疑附子的质量，尤其是上面的胆巴盐没有漂清。

林胜友：余主任，我认为对单味附子，麻与辣均是毒性的表现，个人口感与药毒程度又有不同。当用附子温阳通络化湿时，遇见过患者反馈有大便不畅黏滞的情况。

余志怡：林院长，附子用得好，真是一味好药。除了要辨证准确外，附子的来源、炮制、保管、剂量、配伍、煎煮等环节都要关注。其实《伤寒论》中的附子用法应该是像煨地瓜一样，把外皮去掉，然后破 8 片，煎煮，也没说先煎什么的，反而现在的炮制技术带来很多问题。其实就是先在火里烤熟，然后煎。不知道石院长团队有没有人研究附子？

石森林：余主任，我们研究过川乌、草乌及其配伍减毒等内容，后续可以开展实验研究。

林胜友：中医有句话，附子无姜不热，因附子性温热，守而不走。桂枝性温热，走而不守。这个"守"字大有含义。个人认为，当温阳通脉、治厥治逆时，加干姜为宜；为减少附子热性，调补阴阳，尤其是阳中求阴时，宜加药制附子之热性。曾为此请教过几位大师，建议各异，不知其他人是否有好主意？

李琦：附子温阳散寒，对癌痛也有很好的效果。年前治一胰腺癌患者，附子由20g加到150g，停用了吗啡。处方为柴胡桂枝干姜汤加附子（柴胡15g，黄芩9g，红参10g，生白术15g，八月札12g，白芍15g，厚朴10g，黑附片150g，牡蛎30g，干姜12g，制鳖甲30g，青皮10g，山慈菇30g，土鳖虫30g，壁虎15g，甘草9g，神曲15g，炒鸡内金15g，五谷虫10g，大枣7个），服用2个周，在未接受放化疗情况下该患者仍获得16个月生存期，可见在临证中只要附子用对，便能够显著改善病情。

李秋芬：李院长，这个患者舌质淡嫩有裂纹，应是阳虚水泛，我估计会用真武汤加减。

李琦：该患者畏寒，无水肿。

李秋芬：李院长，但舌面明显舌苔水滑，整个舌苔像泡涨了的肥皂。再者，有水饮不一定表现为下肢水肿。我用附子最大只到30g，都是嘱咐患者自己煎药，不敢代煎。你用150g，艺高人胆大。

李琦：李医师，我最多用过300g，用于治疗1例宫颈癌术后会阴水肿的年轻女性。

余志怡：李院长，上方中的炙鳖甲，其实已经绝迹。前一阵找遍整个浙江，找不到生鳖甲，即使号称是生的，其实也是熟的，因为现在的厨师不宰鳖了，整个煮，再把鳖甲收集，其实已经煮过了。现在的药真的有问题。

这样的鳖甲，无论生的、炙的，其实都作用有限。

李琦：曾有1例膀胱癌全切肺转移患者经亲朋介绍来我处就诊，高热39℃左右1月余，各种抗生素用过效果不好。每天下午1点至晚上12点持续高热，无特殊症状，仅脉沉汗少。从瑞金医院转来我科住院，辨为少阴太阳合病，麻黄附子细辛汤合桂枝汤，附子首次便用至30g，1剂药后当晚汗出热退，家属称中医神奇。

林胜友：李院长，请问附子150g，有特殊煎服法吗？

李琦：林院长，先煎2小时。我临证运用附子多年，仅出现1例附子中毒患者。

林胜友：感谢李琦教授传授经验。

李琦：林院长，上个月应邀至无锡会诊：我为一患者开方，方中附子15g（另包），14剂。患者回家第二天一早第一次服药，开车上班途中出现心慌口麻，急去某医院急诊科，诊为房颤，考虑附子中毒所致。抢救后平安，患者后来回医院闹事索赔，医院赔付治疗费四千多元，达成和解协议，大家想想为什么？

林胜友：没久煎去毒？生附子未炮制？还是中药麻黄配合附子所致？愿闻其详。各位，用大剂量附子一定要患者自煎，而且久煎。各位初学者，更要慎重。前面是临床多年的大家，有长期丰富经验的前提下才可大剂量使用。用药如用刀，艺高才可大胆。

李琦：揭晓谜底，原来药房把14剂的附子放在一起了，没有分包，患者误认为是1剂药，把14剂的附子一次性全煎服了。药房交代不清，引起患者误服中毒。即使量大，如先煎2~3小时，一般也不会中毒。先煎时，一定从煮开后计时间，从冷水下锅开始计时是不对的。以上案例差点连累我，大家用这类药也须交代清楚。

余志怡：是的，附子最忌空腹服用。此外，市场上附子质量良莠不一，最好选择质量把控严格的药房。

张旭平：引以为戒。记得 2017 年下半年，由于医药公司黑附片炮制技术没过关，导致多人中毒，后来几经周折，才把这一批次的附片全部收回。所以源头加工炮制也是关键。

林胜友：对于经验不多者，想用附子，建议必须明确用附子的目的，正确辨证，然后从低剂量开始，有把握后再逐渐加大剂量。而对于阴虚证，在养阴诸药基础上加附子，加强养阴作用（阳中求阴）或用附子退寒湿厚腻苔者，应使用药物配伍以制附子之热。阳中求阴，我用生地黄、丹参、知母、石膏制附子之热（学自吉良晨、徐志瑛、蒋文照诸大师）；退寒湿，用炒川黄连、牵牛子、薏苡仁等制其热所致的大便不畅。

刘清华：教科书上说附子辛温大热。临床应用感觉不是大热，最多算温。没有明显热象者皆可使用。

林胜友：刘教授好。我的认识：那是你辨证准确，我近期对肾阳虚衰者，附子加鹿角片也不热。但如用于胃热或实证便秘者，那热性就很明显。另外，附子热性，守而不走，短时间不觉大热，长时间服用热性才逐渐凸显。前辈们如希望更快发挥附子温阳通脉作用，可多加干姜，即所谓附子得姜则热。

刘清华：同感，比如青春痘，用附子没事，用干姜则一般会加重，咽炎也是这样。

林胜友：有时临床中遇到疑惑，百思仍不得其解。后来在反复学习前人理论及医案时，有顿悟的感觉。所以我一直认为学习中医的过程中会有顿悟现象，要有悟性。

【小结】

附子一药，始载于《神农本草经》，因附于乌头（母根）而生长，故名附子。因此，一般都认为毛茛科植物乌头为母根，附子为子根，主产于四川。每年 6 月至 8 月采挖，除去母根、须根及泥沙，所剩者习称"泥附子"，加工制成盐附子、黑附片（黑顺片）、白附片。饮片炮制品有黑附片、白附片、淡附片、炮附片等。药理学研究表明，附子中含有乌头碱、中乌头碱、次乌头碱、异飞燕草碱、新乌宁碱等生物碱成分，C_{19}二萜生物碱含量最多，也一直被认为是附子的毒效成分。现代研究认为，附子具有显著的强心、抗炎、镇痛、抗癌以及神经保护作用。

传统中药理论认为，附子，味辛，性大热，有毒，归心、脾、肾经，具有回阳救逆、补火助阳、散寒止痛等功效。《本草汇言》云："凡属阳虚阴极之候，肺肾无热证者，服之有起死回生之殊功。"被誉为回阳救逆第一要药，用于厥逆亡阳、脉微欲绝等症。附子辛烈而热，主要用于冷汗自出、四肢厥逆、脉微弱，或因大汗、大吐、大逆所致的消耗状态，常配合人参、干姜、炙甘草等品同用，如《伤寒论》少阴证之四逆汤；如冷汗淋漓、亡阳厥逆者，用附子、人参外，须再加龙骨、牡蛎等固涩敛汗药；如果大出血后手足厥冷、汗出脉微，可以用参、附、龙、牡配合麦冬、五味子等同用，以回阳救阴。《本草汇言》又云"乃命门主药"，凡肾、脾、心诸脏阳气衰弱者，症见肢冷畏寒、阳痿不孕、尿频泄泻、心衰水肿、脘腹冷痛，均可运用附子，以其峻补元阳，益火之源也。如心阳不足、心悸气短、胸痹心痛，多配伍桂枝、人参同用；如有脾阳不振、脘腹冷痛、大便溏泄之症，又可用附子配合益气温脾的党参、白术、干姜、炙甘草等药同用；如肾阳亏虚、夜尿频数、阳痿早泄、宫寒不孕，多配伍肉桂、熟地黄、菟丝子、山萸肉等同用。《本草正义》言其"为通十二经纯阳之要药"，为通利关节猛药，凡寒湿骨痹、关节疼痛均可应用，可与桂枝、苍术、羌活、桑枝等品合用。附子药性刚燥，走而不守，上助心阳以通脉，中温脾阳以健运，下补肾阳以益火，是温里扶阳的要药。一般认为应用本品以脉象微细或沉迟或虚大，舌苔薄白或白腻而质淡胖，口不渴，或肢冷畏寒，或大便溏泄等症为使用要点。附子的配伍应用较为广泛，如配干姜，可增强回阳救逆的功效；配人参，则温阳益气；配肉桂，可补阳益火；配白术，可温脾燥湿；配茯苓，能温肾利水；配桂枝，可温经止痛，配熟地黄，能补阳滋阴；配苍术，可散寒除湿；配黄芪，可温阳固表；配麻黄，可温经发表。若遇寒热之证，附子也可与寒凉药同用，如配大黄，可温阳通便；又如配以黄连，可扶阳泄热，成方如《伤寒论》中的附子泻心汤（大黄、黄连、黄芪、附子），在临床上常用治脘腹绞痛、泄泻不畅、呕恶心烦，更兼汗多、肢冷、脉弱等症。

关于附子用量，一般一钱至三钱，现代常规用量为3~15g。一般认为最好先煎、久煎，最好口尝至无麻辣感为度。如属阴虚阳盛，或假寒真热之证，误用附子，则如火上添薪，反使病情增剧，不可不慎。孕妇当慎用。基于中药学"十八反学说"，附子不宜与半夏、瓜蒌、贝母、白蔹、白及同用。

附子中毒主要为乌头碱中毒，表现为各种神经末梢及中枢先兴奋后麻痹症状。致死量：乌头酊2mL，乌头碱2mg。症状先有唇舌发麻、恶心，手足发麻，继之运动不能、呕吐、心慌、面白、肤冷、胸闷、烦躁、痛觉减退、心跳慢弱、血压下降、呼吸缓慢、吞咽困难、言语障碍、呼吸中枢抑制。间有抽搐、急性心源性脑缺血综合征，可能突然死亡。处理：高锰酸钾洗胃，保暖，注射较大剂量的阿托品。麻痹重者给兴奋剂、吸气、人工呼吸、输液。休克可用正肾上腺素、美速克新命。急性心源性脑缺血综合征可用阿托品或异丙基肾上腺素等。中药方面，可用肉桂泡水催吐，生姜四两、甘草五钱，或绿豆四两、甘草二两，煎服；或用甘草、黄连煎服解毒。

我们认为，附子在临证运用时，首先应当把握用药指征，凡见舌淡苔白润、脉沉细再加阳气虚寒诸症者，皆可使用附子，若运用得当，必定效如桴鼓。在实际临床运用中，附子虽言辛温大热，但以我们的经验来看其热性并非如想象中那般燥烈，只要下元虚寒者且兼夹浮火不著者皆可运用，这与附子守而不走之性有关，须长期久服，热性才得以逐渐凸显。在用量方面，应从小剂量开始，在辨证准确和保证安全的条件下，逐步增加用量，不必拘泥于3g~15g之限制。大量附子在煎煮方法上应当特别注意，必须先煎、久煎。一般而言，虽言附子9g以下可以不用先煎，但仍有中毒风险，医者不可不知，须根据病情酌情处置；用量30g先煎30分钟；用量60~120g，先煎60~90分钟。在煎药过程中应边煎边用筷子蘸取药汤试味，须至入口完全没有麻辣感时，再放入其他清水泡过的中药合煮；如有麻辣感则继续延长煎煮时间，直至无麻辣感时方可。必要时，大量附子可佐以生姜、甘草、绿豆、黄连等药同用，以减轻毒性。此外，根据我们的经验，服用含有附子的方药时，当忌空腹服用。目前市场上附子质量良莠不一，医者使用时最好选择质量把控合格的药房。

（林胜友、王文龙、张一鸣）

如何看待中草药相关性肝肾损伤

近年来，中药有毒之说甚嚣尘上。或谓中药易伤肝肾，及诘之，则莫能对也。然传媒多有责难中药者，非唯疑其有毒，竟劝世人勿服用也，妄图以"莫须有"之罪荼毒中医药界。中医所谓"毒"者，药之偏性也，以其性之大小而论，有大毒、有毒、小毒、微毒之分。古人常以毒攻毒，盖毒素亦常为药效所起之因也，马钱子之番木鳖碱、巴豆之巴豆油，莫不如此也。药之毒性，亦可因炮制或配伍，或减或消也。古人云："药之害，在医不在药。"如若对症下药，虽毒亦安；否则，无毒亦危也。

林胜友：近年来，中草药相关性肝损伤越来越为人所关注，各位专家怎么看中药肝损伤的问题？

朱文宗：林院长，在我国引起肝损伤者最主要的为传统中草药和膳食补充剂（占 26.81%），西药与其他占 73.19%。

沈敏鹤：个人认为，中药须七情和合，即便使用中药引起少数肝损伤，亦可通过中药治疗，轻度通过调整配伍便可解决。我临证 30 余年，从未出现过 1 例重度肝损伤。轻度不超过 30 例，大多是调整配伍解决，其中稍重者也仅仅使用西药保肝治疗 1 周后即恢复正常。

马景：何首乌、夜交藤致肝损伤者很多，曾经有碰到致谷丙转氨酶大于 1000U/L 者。现已不用这两味药了。医疗安全第一。

嵇冰：我个人到目前为止碰到过三例肝损伤患者：1 例本身有自身免疫

性肝病；1 例一直服用中药未见肝损伤表现，后在外感咳嗽后出现肝损伤，不知是感冒还是中药所致；还有 1 例既往有服用中药致肝损伤史，再次服用中药，尽管非常注意用药配伍还是发现有肝功能异常。临床上很多患者长时间大量使用制何首乌、夜交藤也未发现有肝损伤，这可能跟药材剂量和炮制有关。肝功能稍微有点异常我不认为是肝损伤。

张永华： 关于中药所致肝损伤问题我有如下看法：①中药只要能正确使用，肝损伤现象几乎不存在。我 1 年门诊量大概 7000~8000 人次，近十年来未发现 1 例肝损伤。中药造成肝损伤的原因大概是大量草药的使用，这些草药没有经过几千年的临床观察，难以保证其安全，而传统中药药性比较明确，正确使用不会引起肝损伤。②超大剂量使用某些药物。个别医生用药经验尚不丰富，偏偏胆量又大，超量使用有致肝损伤风险的药物，增加了肝损伤风险。③确实有些药物有肝损伤作用，如果炮制不到位则更明显，如何首乌、夜交藤等。④没有按辨证用药。如脾胃虚寒或脾虚生湿者予以何首乌、夜交藤等就容易发生肝损伤，如果肝血肝阴不足，使用 1 个月内一般不会出现肝损伤。如果心肝火旺，长期使用首乌藤一般也不会出现肝损伤。本人门诊患者中有 50% 以上用首乌藤的，至今为止没有出现肝损伤病例。2016 年为证明首乌藤只要辨证正确就能安全使用，电话随访患者 3000 多例，未发现有肝损伤者。所以医生用药的经验非常重要。这些资料目前还都保存着。有次肝病会议上，有人提出除乙肝和脂肪肝以外，中药所致肝损伤是第三位原因。当时我就提出，我可以配合他们调查我的门诊患者，提供联系方式，他们可以电话随访，若发现肝损伤率超过 0.1%，我即刻赔付 10 万元，这句话我有底气向所有认为中药多具有肝损伤的人说。当然，我也建议我们中医尽量少用把握不大的草药，有些药物剂量不宜太大，一定要辨证施治，平素在关注药效的同时应关注药物的不良反应。

庞德湘： 张院长，有必要的话我们也可以从现在开始，着手有关药物性肝损伤的前瞻性研究。大家分布全国各地，设计好表格，找统计专家指导，统计中药相关性肝损伤病例数量，用数据说话，看看真相究竟如何。目前，中药房所引进的中药几乎都是无毒的，极小部分可能微有小毒。同时要明白，中药的毒只是指偏性而不是西药的毒性。稍微有一点毒性的中药都已经60年不上架了，不准开也开不出来了，何毒之有？

叶蔚：庞主任，昨晚科室业务学习主题刚好是药物性肝损伤。药物性肝损伤多由西药引起，现中草药导致的肝损伤也受到重视。其原因正如张院长所说的：①用量太大，或长时间使用；②辨证不准确；③炮制不到位。还有草药种植中农药使用量太高或处理过程中使用硫黄等化学物品等。但有几个中药，确实非常容易引起肝损伤，如生何首乌、黄药子、土三七等。年前我科收治一例患者，其服用皮肤科的润燥止痒胶囊（内有生何首乌、制何首乌），胆酶分离，总胆红素大于300μmol/L，最后到浙江大学附属第一医院做了2次人工肝治疗，黄疸才开始退去。

张永华：叶主任，这些药物是客观存在的，所以没有把握时尽量不要用。只有很有经验才可以使用。比如我对首乌藤的使用就已经比较有经验了，心里有底。我开的处方中很少应用民间草药和中华人民共和国成立后编进书本的中药。我不是反对使用，但这些药不能随便大量使用。所以，中药致肝损伤不能责之中药，而应责之医生。我们的医生要反省。

丁宪春：张院长，有些人总是拎着中药的肝毒性大做文章，其实西药的肝毒性又何曾比中药少。我们中医人要了解、知晓中药的肝毒性，但也不要妄自菲薄，同时希望西医不要总是只谈中药肝毒性，而对西药的肝毒性只字不提，仿佛只有中药才有肝毒性。现在有些西医一谈到中药就说中药有肝毒性，似乎西药就不存在肝损伤的副作用。我从事西医工作十几年不知道遇见多少西药引起的肝损伤，可即便西学中后我也不会和患者大谈西药的肝毒性，两者都有，不要厚此薄彼。

郑文龙：丁主任，药物性肝损伤的原因其实大家心里都明白。一些西医在使用中成药方面还存在辨证不足的情况，无论是西医还是中医，在使用中药时，如果没有辨证，就很容易出现不良反应。

邱方晖：大家分析得很有道理，雷公藤用于风湿病及肾病的治疗，但剂量控制稍有不慎可致肝肾毒性。

李秋芬：是的，邱主任，雷公藤致肝损伤和剂量密切相关，一般 30mg/d 以上比较容易造成肝损伤。产生肝损伤与否还和个人体质、基础疾病密切相关。比如本来有脂肪肝、自身免疫性肝病、乙肝的患者用此类药就容易发生肝损伤。以前有个患者仅用此类中药肝功能就不好，肝病科医生和患者一口咬定是中药肝损伤。我们坚决要求他做肝穿刺，结果肝穿刺确定是脂肪性肝炎。现在患脂肪肝的患者很多，这个还是很常见的。

徐红：药物毒性客观存在，相比较而言，中药不良反应远少于西药。据 CFDA 统计，中药不良反应率只占 10%，远远低于西药，并且严重的不良反应较少。况中药可以通过以下方式减少不良反应：①炮制减毒；②配伍解毒；③医者"随证治之""方证对应"进行诊治。

林胜友：各位专家，关于中药的毒副反应，首先应肯定是有的。中医从来就认为"是药三分毒"。问题是：①我们的医生、药剂人员有没有认识？还是一直认为中药没毒，甚至以此宣传。②中药的炮制是否规范？尤其是去毒的炮制，比如夜交藤。③我们的研究有没有跟上？④为什么那么多文章谈论中药毒性，而中医却大多认为有些偏颇？

林日阳：同意林院长的分析，中药当然有不少是有毒的，古人复杂的炮制工序在今天省略了不少。何首乌、干姜的炮制方法费时费力，古人聪明得很，但他们为什么要这样做？中药的偏性就是它可取的地方，偏性大的药小剂量就能起到很好的效果。这种药如烈马一般，驯服了会事半功倍，但只能短期用药，如果长期用药，剂量应该进一步下调。再说何首乌的事，古人估计早就认识到其毒性，因此制定了烦琐的炮制工序，他们当然没办法知道何首乌具有肝毒性，但炮制之后实际应用时没什么问题了，说明炮制方法是正确的。古人根据临床实际进行炮制，绝不含糊。

林胜友：为什么近几年关于"中药毒性"的话题闹得沸沸扬扬？个人认为与某些国内研究人员唯 SCI 论有很大关系，与媒体有一定关系。为什么？中国的药物研究者关于西药的原创性研究不多，发 SCI 不易，而报道草药毒性相对更易引起注意。试想，如果报道抗生素毒性个案，估计不会有杂志社对此感兴趣。一旦文章面世，部分不了解医学常识的媒体工作者会觉得意义重大，必须马上告诉国人，结果可想而知。另外，与某些所谓的中医、某些没有关注中药毒性的中医也有关。曾见某厂医自学中医，后专治肿瘤，遇病皆用干蟾皮，出现不少肝损伤、肾损伤者，甚至出现中毒休克患者。该患者被救回后，却仍继续服干蟾皮。问她为什么，她说反正没有其他药可治，该医生说会治好，为什么不再试试，而该中医坚持认为无毒。这种情况被旁观者尤其非中医的医生知道，他们当然会诟病中医。

林胜友：之前曾讨论过细辛毒性与剂量问题。细辛属马兜铃科，有明显肾毒性，但也有报道用 30g 的成功经验，不知其报告者经治患者是时间短没致肾损伤还是其他原因。就以含马兜铃酸的关木通事件来说，是因为当减不减或者长期服用之故。"是药三分毒"，但也许经过好的炮制或短期使用，仍可使用，起到治病作用。可惜的是，我们的现状是几乎停用了所有含马兜铃酸的中药（细辛等少数中药除外），一停了之。没有人去研究、去分析。试想，如果长此以往，有其他毒性的中药，也是发现一个停一个，若干年以后，可用的中药还有多少？中药研究真是任重道远。再如有人报告某些中药肝毒性，结果不少非中医的医生，一见服中药的患者出现肝功能异常，马上归用于中药关系，要求停用中药，然后用水飞蓟、五味子、垂盆草等制剂降酶护肝……

俞东容：细辛属于马兜铃科，但其马兜铃酸含量很低，尤其根茎部位。香港所有的马兜铃制剂被禁，但细辛可以出售。少量、短时应用问题不大。问题都是出在滥用、长期服用、超剂量、不辨证上。

邱方晖：确实如此，临床一旦发现肝肾功能指标异常就怀疑中药。发生腹泻也怀疑中药，有时仔细询问才发现是抗菌药物引起的腹泻。现在让中药来背锅的事件层出不穷，患者会因为主管医生的态度降低对中医的信任度。

林胜友：但临床医生应该知道哪些中药有肝肾损伤等毒性，如何通过配伍、剂量、疗程控制，减少毒性发挥疗效。我们应重视常用中药的肝毒性，尤其古籍上没记载或很少记载，但又常使用的中药，比如前面讲的夜交藤。

张永华：夜交藤的肝损伤作用让大家夸大了。只要掌握辨证要点它就非常安全，脾胃虚弱和湿邪中阻患者不宜使用。我每年给上千例患者使用，都非常安全。中药如果滥用，人参都是毒药。所以临床经验和悟性非常重要。个人体会仅供参考。

王小奇：夜交藤可能是受何首乌的牵连吧？临床上还真没发现使用后肝肾受损的。至于长期超量使用，别说药物，酒肉都会导致肝损伤。中药有毒成分往往是治病的有效成分，即以毒攻毒。中药有毒无毒，关键是医者能否对证治疗。只要对证，有毒的药也安全；不对证，无毒的药也有害。

林胜友：是的，中医的核心就是通过辨证，纠正偏差，达到平衡。就药来说，以药物的偏性（部分是毒性）纠正身体的偏性。

黄挺：前几年，曾有新闻报道上海一家医院膏方中有何首乌，导致一名20岁的年轻女性肝损伤死亡。所以我认为与个体差异有很大关系，我连续使用夜交藤30g一个月，尚未遇到导致严重肝损伤的情况。

王小奇：是的，黄主任。30g是常用剂量，不过以后还真得要更慎重些了。其实中医师脑子里确实要有吃任何药都有可能引起肝肾功能受损的观念，中药也不例外，及时监控、尽量减少不良反应就可以了。

林胜友：曾经有位朋友的父亲，其乡下兄弟挖得何首乌一枚，闻可强身、泡酒，兄弟俩连服半个月，结果目黄乏力，查谷丙转氨酶一千多。后我介绍这两位老人住院救治。愈后笑称，兄弟关系好，要补一起补，住院也一起住。

黄挺：我认识的一名23岁乳腺纤维瘤患者服中药黄药子虽未超出规定剂量，但患者却出现严重肝损伤后死亡了。

陈杰：感谢各位专家的分享。我院急诊和省内某医院都曾经诊治过黑木耳（夏天浸泡时间过长）导致肝衰竭死亡的病例，确实很可怕。

林胜友：某医生家属有甲状腺结节，他亲自为其开处方，方中有黄药子，结果患者出现了肝严重受损而住院。所以还是需要重视某些中药的肝毒性，比如薄荷、麻黄等。请大家补充。

朱文宗：林院长，麻黄的肝肾损伤作用可否讲一讲？

林胜友：好的，因我十多年来一直研究用麻杏石甘汤治疗放射性肺炎，所以对其各组分比较关注。曾查资料，见过有麻黄致肝损伤的临床报道，所以印象深刻。麻黄有肝损伤作用，但合理使用还是安全的。我用其所治患者数量很多，肝损伤发生率很低。仅供大家参考。麻黄对支气管解痉（宣肺）作用很好。曾有一患者诉整天昏沉欲睡，全面体检指标正常。辨证考虑肺气不宣，用麻黄9g，效果很好。国内曾大量种植麻黄，但因禁止麻黄的非法加工，现已经控制。希望各位专家把经常使用，尤其是中医书籍很少提到，临床上明显有肝肾毒性的药，指出来，如薄荷、夏枯草等。

杨观虎：林院长，很少有人长期使用麻黄，在美国中药市场已经禁用麻黄了，但没有任何中药可以代替麻黄的作用。

黄挺：林院长，我原来治疗肝腹水时青木香用15g，一般使用不超过4周，15年来没见到过出现明显肝功能损伤的患者，可惜近十年来医院中药房不进了。

徐红：临床常用低毒中药有艾叶、川楝子、蛇床子、土鳖虫、大皂角、绵马贯众、重楼、两面针、益母草、夜交藤、地肤子。

郑文龙：传统认为无毒的植物药，有些患者使用后却出现肝功能异常，个人认为未必是中药本身有肝毒性，很可能是患者肝功能异常的原因没搞清楚，或患者吃了某些食物、保健品引起的。因为医生刚好这个期间在处方中加了某种药，就认定是该药有肝毒性。一般这个药就不会再出现在这个患者的处方里了，也就无法确定是不是这个药产生的肝毒性。还有是医生的处方问题，用了太多的对症或者辨病用药，这样的方子出现肝损伤，责任不能算药物本身的。保健食品中加脂溶性维生素和氨基葡萄糖很常见，有时候患者吃了未必会说。有些药物的肝毒性是明确的，比如生何首乌、红豆杉。至于制何首乌的肝毒性，那就是炮制的问题了。有些厂家炮制何首乌，将生地黄和何首乌一锅煮，煮完晒干，就是熟地黄和制何首乌了。我现在熟地黄和何首乌都不太敢用。至于红豆杉水煎服，不发生肝衰竭的，只能说是处方医生的运气罢了。

杨伟莲：临床上遇到过使用土茯苓出现肝损伤的案例，妇科、肾病科使用此药机会较多。我遇到过一例患者脾胃虚弱，带下偏黄，气味重，用了后转氨酶轻度升高，停药以后可恢复正常。

郑文龙：杨伟莲老师，你确信是土茯苓？不是抗生素或者别的什么所致？土茯苓治乙肝很常用，我没碰到发生肝损伤的患者。上海岳阳医院姚玉兰姚老治乙肝，70%的处方中用到土茯苓。妇科炎症，会用到喹诺酮类和硝基呋喃类抗生素，如果同时使用孕激素，很容易出现肝功能异常。

杨伟莲：郑主任，没有使用西药。

徐红：土茯苓我常用，感觉是安全的。

章勤：在这里讨论中药致肝损伤，罗列出有可能致肝损伤的药物给大家提个醒，对临床肯定有帮助。我碰到一例肝损伤患者都不知道是哪味药所致，5~6年前本院骨科医生介绍一名先兆流产患者，停经50余天，阴道流血1周。就诊时患者告诉我她一吃中药就转氨酶升高，想着保胎药可能比较安全就来试试。我小心地用了平时常用的何氏安胎饮加减，没有一味报道中可能引起肝损伤的药，嘱一周后复查激素水平时顺便查一下肝功能，没想到谷丙转氨酶大于400U/L，好在出血已止，赶紧停药，至今困惑，这张保胎方用了30多年，之前没有发现一例肝损伤者。

杨伟莲：乳香、没药在骨科使用较多，临床上出现过几例因肝损伤导致的医疗纠纷，两例都是因与骨康胶囊合用有关。

陈启兰：我们心血管科多用他汀类药物，一般剂量掌握得当的话，在降脂达标的同时又能保证不良反应较少，包括肝损伤和肌损伤等。他汀类药物有个6%法则，就是倍增剂量，降脂强度只增加6%，所以如果想有效增效，不如合用其他降脂药物，而且抗动脉粥样硬化治疗，需联用抗血小板聚集治疗药物，至少要半年以上才能评估斑块大小变化和动脉狭窄程度是否减轻。我想，不论是用中药还是用西药，道理都一样，要掌握好药物的合适剂量，还有疗程，才能既达到治疗目的又能减少最好是避免不良反应。我碰到过两例肝损伤患者，1例是70岁女性，长期服用他汀类药物治疗冠心病，因脾胃不好又服用中药，后来出现AST增高，到了300U/L，中药方我看过，真没有什么特别有可能引起肝损伤的药物。患者经过住院治疗，肝功能恢复以后，再加回他汀类药物治疗，又没事了。还有1例85岁男性患者，因心律失常服用可达龙，定期复查发现肝功能异常，反复询问有无服用保健品、药酒或其他药物，均否认。住院期间查出来是乙肝病毒复制活跃，抗病毒治疗后肝功能恢复正常。总之，肝功能异常原因非常多，我们既不能一出现肝功能异常就忙着撇清是中药所致肝损伤问题，也不能仅仅忙着护肝降酶治疗，虽然原因很难每次都查清楚，我们还是应该对患者负责，解决问题才是最重要的，既要保护好患者的肝，也要查清原因，避免下次再出现同样的问题。

陈海玲：中药剂量的应用南北差异、个体差异都挺大的，量效关系还需要在不断的临床实践中去摸索体会。关于中药所致肝损伤，我目前还没有遇到。但是我有个同学曾吃何首乌粉，每天3g，一周后出现了肝损伤，后经保肝药物治疗后好转。

林胜友：个人体会：肿瘤患者多年服用中药，用药真应慎重，所以应尽量选少毒、药食同源之品。如果必须用中毒、大毒之品，应务必了解其毒性，中病即止。对肿瘤以毒攻毒治疗，应开合有度，仔细认真。

李秋芬：有一次请浙江大学医学院附属第一医院（浙一医院）感染科盛吉芳主任会诊，她和我讲在浙一医院骨科会诊的时候遇见过2例服用中成药致肝损伤的案例，主要成分是续断。我自己没遇见过，提出来供大家参考。还有一次门诊遇见一个和章勤主任上面提到的类似的患者，也说一吃中药就会出现肝损伤，我不相信，尽量小心开处方，就用一些没有报道过有肝损伤的药物，一周后复查，果然谷丙转氨酶大于100U/L，赶紧停药。没法解释为什么。

林胜友：李主任，很可能是一些未知因素。

李涛：中医对疾病，常常从正邪相争角度来认识。转氨酶升高，往往提示正邪相争剧烈。一部分药物是毒性较大伤肝，从而导致转氨酶升高。还有一部分药物，尤其是补肾益气药，本来没有肝毒性，但对于特定的个体如乙肝携带者或自身免疫性肝炎患者，却可以引起转氨酶升高。这个其实不是肝毒性，而是这些药物活化免疫系统所致。从中医角度看，其实这些患者原本正气亏虚，内有伏邪，服用扶正药物后，正气有能力与伏邪相争，而致转氨酶升高。

陈启兰：李主任，不能这样理解。扶正以后，患者发病，说明治疗方法不当，而不是患者身体状况好转。置患者脏器功能异常于不顾，所谓祛邪外出，至少也是要邪有出路，让肝脏这么重要的脏器成为战场，这个代价太大，不可取。本来正邪处于一个相对平衡的状态，如果是通过扶正来打破原有的平衡，最起码要能够祛邪外出，往恢复健康的方向走，怎么一扶正，反而发病了呢？而且还不能预判会严重到什么程度，有没有风险也未可知。

李涛：症状一定程度地加重并不都意味着疾病的加重，对于正虚邪伏的患者，反倒是疾病向愈过程中必须经历的。原来的正邪相对平衡状态，是正虚无力抗邪，邪气深陷内伏，正气妥协的结果。一旦正气强盛，正邪必然相争，所谓"卧榻之侧，岂容他人酣睡"。至于正邪相争的程度、风险和结果，则在于医者的掌控，并不只是扶正祛邪所能完全涵盖的。这种情况在临床不少见，比如类风湿关节炎晚期患者，正气极虚，阴邪凝结，关节肿大固定畸形，但不疼痛。服用温阳扶正散寒除湿通络的中药后，患者反倒出现关节疼痛，这也是正气能与邪气相争的好现象，是疾病的一个转机。许多患者，原本不痛的关节，莫名其妙地痛了，原本不发热的，莫名其妙地发热了，也是这个原因。

陈启兰：症状的变化问题倒是不大，脏器受损就要慎重考虑了。而且，疾病往往是发作期治疗效果好，本来是潜伏期，结果一治疗，反而发作了，真地需要掌握好分寸。而且，潜伏期的治疗，正虚邪恋的话，完全可以丸药缓图，或者以温和的治疗，使其慢慢恢复，而不是一味扶正，造成死灰复燃。

马景： 如果是正邪相争的理论，那是不是意味着不要用护肝药，等一段时间看看有没有自然痊愈？

叶蔚： 同意马医师意见，这个正邪相争理论是很牵强的。对机体而言，是一种反应，如发热；对药物而言，说明有效量与中毒量很接近。对于中医药治疗遇到的新问题，我们不能回避，也不能用一个似是而非的理论去套用。正确认识中草药的肝毒性，并深入研究其机理，是我们需要做的。

马景： 正确配伍，规范用药的中药对绝大多数人来说是安全的。但我们也要对那百分之零点一的不良反应心中有数，才能临证不慌。曾经碰到过两例患者：一位中药系实习生，她竟然和我说自己一走进中药房，闻到中药就全身皮肤发红、瘙痒，实在是莫名其妙；另外一个患者因为我开的方子里有黄芪而来换药。她说第一次吃含有黄芪的中药腹泻明显，第二次家里黄芪炖鸡吃了马上皮肤瘙痒，起疹子。于是我默默地重新开了方。

王哲藤： 马主任，通俗点我们会说是排病反应，实际上应该是阳复反应，即阳气来复，药不暝眩，厥疾弗瘳，意即如此。常见于阴病转阳，里病出表。不是所有的疾病症状都可以出现阳复反应。首先得确定病在三阴，是一个阴证，在治疗过程中从三阴转出三阳，会出现发热、口疮、便秘、泻下、皮肤瘙痒、战汗等不同的症状表现。这个阳复反应也不是所有的三阴病在治愈的过程中必然会出现的，也仍然只是一部分。我举个例子：我治过一例阳虚舌体胖大的数十年自盗汗的患者，服用真武苓桂剂后出现腹泻；还有舌胖舌质暗紫的患者也是用温阳剂出现泻下。也不是所有的三阴病出现这一系列症状，都一定是好的，这只是个转机。此时会同时出现舌脉或者症状的好转，并且这个反应大多数情况下持续的时间不会太久。

林胜友： 王主任，但这个泻下必定发生在服药的第1~2剂时，不会长时间持续。

王哲藤：是的，林院长。部分如此，但也有阴实湿盛的，持续时间会长一些。服药后出现发热的也碰到过一些。虽然这些患者都没有查过相关指标，但我想也很有可能一些患者会有些相关指标上的变化。这点倒是在以后的临床中要注意一下，是可以验证的。第一，三阴病；第二，阴病转阳；第三，病的整体病机有一个相对明显的转机。这样才能去判断用药的是与非。而不是看单独症状的加重或减轻。

陈启兰：我觉得这些都没有问题，我治疗湿热内蕴的冠心病患者，也会出现头两天大便次数增多、质稀的情况，后面就会转正常，同时胸闷胸痛症状缓解迅速。叶天士在《温热论》里就提到过，湿邪致病，以大便由稀转干为祛湿之效。

王哲藤：脾家实则腐秽当去。大便方面的变化大家可能接触得多，也比较认可。以理求之，当还有其他更多好转的反应。所以李涛老师的观点，我觉得还是有道理的。

林胜友：陈主任，我倒觉得，服药后出现症状明显加重或新症状者，首先要考虑病情转重、变化或误诊。至于疾病向愈，反而出现症状，多为慢性病，急症或重症者极少出现。另外，疾病向愈出现轻的所谓祛邪外出症状（出汗、发热、大便泻下等）时，患者整体情况、精神状态一定是向好的方向发展，否则要高度重视。人命关天，不得轻视。如果治疗过程中出现肝肾损伤，应重视，要考虑是否为治疗不当，起码要考虑是否为治疗的毒副反应。曾有使用抗肿瘤的靶向药物后，所谓的出现皮疹是有效的表现，有些医生曾乐此不疲。这背后其实是统计学方面的偏差错误。我理解的阳复是阳气不足者，经治或自养，正气得充，诸脏腑功能渐复。如语声低微渐转响亮，或咳嗽声低呛咳转咳嗽声响有力，无痰转咯白痰，或腹胀闭气转矢气频频，或肤冷转肤温正常等。简单总结关键点，就是病家自觉舒服了。与治疗过程中祛邪外出（发汗、开鬼门、洁净腑）有不同之处。前者为正复，后者为祛邪。中药系实习生，说自己一走进中药房，闻到中药就全身皮肤发红、瘙痒——这种情况要考虑过敏或心理因素。以前油漆用生漆，敏感的人，仅仅从边上路过就会出现面红、头肿、气喘等症状，且症状较重。我亲眼见过。

陈启兰：我们讨论的是扶正以后患者疾病发作，这种情况是好是坏？如果患者为疾病发作所苦，后续还有可能付出疾病难以控制、肝功能难以恢复的巨大的代价，那就得不偿失了。本来正邪处于相对平衡状态，人体的自稳调节系统其实非常高效，打不过就暂时和解嘛，韬光养晦，等到正气存内，邪有出路的时候，打得过了再帮一把，不是更好吗？挑起正邪相争，结果是正气大伤，或者两败俱伤，这就成为肇事者了，而不是调解员。有肝肾损伤的中药接龙：生何首乌、夜交藤、薄荷、麻黄、黄药子、朱砂、山慈菇、土茯苓、补骨脂、红豆杉、夏枯草。

俞东容：谢谢大家分享，我来谈谈关于中药肝肾损伤的浅见。

我在中药肝损伤方面的经验非常有限。曾有患者想开中药，告知曾经有过肝损伤，其中有1~2例之后明确诊断患有自身免疫性肝病。请教肝病专家，认为中药可以导致免疫性肝病。我开药的时候极少用何首乌，夜交藤也少用，按张院长的经验，以后还是可以应用。但何首乌为什么会导致肝损伤？有报道称与其大黄酸等蒽醌类成分有关？那为什么其他含蒽醌类药物的致肝损伤作用没有那么明显呢？

中药的致肾损伤作用似乎与致肝损伤作用不太一样，过敏性、自身免疫性肾损伤少见。中药的肾损伤作用主要体现为马兜铃酸肾病，也最有名。当年在南京进修的时候，碰到过一例，南京医科大学的一位女学生，20岁因为痤疮，在上中医学课时询问过老师，老师告诉她可以用龙胆泻肝丸，然后去药店买了，效果不错，然后就一直用一直用，大半年过去了，父母发现其有贫血时肌酐已经将近$200\mu mol/L$了，肾病理提示典型的马兜铃酸肾病，肾间质一片荒芜。印象非常深刻。

王院长从20世纪60年代起就开始关注木通的肾损伤作用了，90年代在马兜铃酸肾病事件出现之前就立项了木通肾损伤的课题，实验结果是阴性的，与当初的设想不一致。之后就是比利时的减肥药事件，在国际声讨中药时，国内也迅速开展了相关的研究，北京大学第一医院王海燕教授的研究结果证实药典剂量的木通在一定疗程内是不会有肾损伤作用的，与当年王院长的结论是一致的。

临床观察也发现，药物引起的肾损伤与大剂量、长疗程服用含马兜铃酸的药物有关。而对原有肾脏疾病的患者，即便小剂量、短疗程使用，亦有可能造成难以预测的结果。

含马兜铃酸的中药有关木通、广防己、青木香、天仙藤、寻骨风、朱砂莲、细辛等，其中以关木通中马兜铃酸含量最高，青木香次之，细辛最低，北细辛不含马兜铃酸。含马兜铃酸的中成药有龙胆泻肝丸、分清止淋丸、排石冲剂、冠心苏合丸、八正散、耳聋丸、妇科分清丸、复方珍珠暗疮片、甘露消毒丹等。不过现在多数成药已经调整药物了。

现在中药治疗与以前有很大不同，往往一开就是 7 ～ 14 剂，中成药一吃也很长时间，慢性患者一服就是数月甚至更长，必须重视药物的不良反应。全国名老中医王永钧院长曾经教导我们，治疗的原则是安全、有效、可控，即使有毒副作用也要在医生的掌控之中。

【小结】

中草药相关肝损伤是指由中药、天然药物及其相关制剂引发的肝损伤。近年来，随着中草药在全球的广泛应用及药品不良反应监测体系的不断完善，中草药相关因素引起的药物性肝损伤越来越受到关注。影响发生的因素复杂多样，有药物方面因素，也有药物应用不合理及机体差异性等因素。

从流行病学角度来说，世界范围内缺乏对药物性肝损伤和中草药相关肝损伤发病率权威的流行病学数据。有研究曾将中草药按功效分为解表药、清热药等 21 大类，化学药分为抗结核药物、抗肿瘤药物等 11 大类，将中草药和化学药分别作为一个整体进行并列比较，结果证实中草药引起的肝损伤低于化学药。中草药相关肝损伤的发病年龄无特异性，国内外报道均以大于 40 岁的人群居多，可能与药物使用频率有关，也可能与肝脏药物代谢酶 CYP450 的表达随年龄变化有关。

目前《中草药相关性肝损伤临床诊疗指南》指出中草药相关性肝损伤与中草药因素、临床使用不合理、患者机体因素以及中西药联合应用问题均有关。部分中草药本身即存在肝毒性，如土三七、雷公藤、何首乌等，若品种混用，例如临床误以土三七作为三七使用就会造成肝损伤。不合理炮制可能增加中草药致肝损伤的风险，如生何首乌或不规范炮制何首乌产生的肝损伤发生风险高于规范炮制的何首乌。此外，外源性有害物质污染，中草药在生长、加工、炮制、储藏、运输等环节上受到污染或发生变质，如导致中草药农药残留、重金属和微生物毒素等严重超标均可引发肝脏损伤。中草药使用应遵循中医理论，根据辨证论治选药组方。用药对证、剂量疗程恰当、配伍得当，毒剧药也可以安全治疗疾病。药不对证（症）、超常规剂量或疗程使用、药物配伍不当等都可能增加肝损伤风险。患者体质、基础疾病、遗传差异等因素可能增加肝损伤风险，如自身免疫性肝病、慢性乙肝等。此外，中西药联合应用问题也应当注意，一方面某些中草药和化学药可能存在相互作用而导致肝损伤风险增加；另一方面，部分患者服用中药的同时还服用可致肝损伤的化学药，如他汀类降血脂药物；某些中成药实际为中西药复方制剂，并且含有可致肝损伤的化学药，如个别治疗感冒的中西药复方制剂含有可致肝损伤的对乙酰氨基酚。严格意义上说，这部分中西药联合应用导致的肝损伤不属于中草药及其相关制剂导致的肝损伤，并且容易出现临床误诊和舆论误导，应注意区别。

中草药开始应用至发生肝损伤的中位时间为 1～3 个月。中草药相关性肝损伤的临床表现无特异性，可以引起目前已知的所有急性、亚急性和慢性肝损伤类型。急性和亚急性中草药相关性肝损伤临床表现差异较大，可以仅仅表现为无症状的肝脏生化指标异常，部分患者出现乏力、食欲不振、恶心、厌油腻、胃脘不适、肝区疼痛、腹胀等症状，胆汁淤积患者可出现皮肤和巩膜黄染、皮肤瘙痒、大便颜色变浅等。少数患者可出现肝外过敏症状，如发热、皮疹、外周血嗜酸性粒细胞异常升高，严重者可进展为肝衰竭，甚至发生死亡。慢性中草药相关性肝损伤可表现为多种慢性肝病形式，包括慢性肝炎、肝硬化、慢性胆汁淤积性肝病、硬化性胆管炎、脂肪肝、肝磷脂蓄积症、肝窦阻塞综合征／肝小静脉闭塞病、肝肿瘤、特发性门静脉高压症等。

本病根据发病机制分为固有型、特异质型。固有型肝损伤程度与用药剂量成正比，潜伏期短，个体差异不显著。特异质型只对少数特异质机体产生肝毒性，与用药剂量无相关性，某些中草药所致的肝损伤可同时存在固有型和特异质型两种类型。根据病程分型分为急性、慢性两类。急性中草药相关性肝损伤多在发病后 6 个月内肝功能恢复到发病前水平，通常起病急，肝功能恢复较快；慢性者指发病 6 个月后，肝功能未恢复到发病前水平或出现慢性肝损伤或门脉高压的症状、体征、影像学和组织学证据。病理方面，中草药相关性肝损伤表现包括肝细胞损伤、炎细胞浸润、纤维组织增生、胆管损伤和血管病变等非特异性病理改变。与化学药导致的肝损伤相比，中草药相关性肝损伤更易出现融合性坏死、纤维间隔形成和汇管区淋巴细胞—浆细胞浸润。某些中草药导致的肝损伤可表现出相对特异的肝组织病理特征，如土三七导致的肝窦阻塞综合征／肝小静脉闭塞症。

在诊断方面，诊断为中草药相关性肝损伤主要有以下标准：肝功能异常前有中草药及其相关制剂应用史，生化学诊断标准为出现以下情况之一：① ALT ≥ 5 × ULN；ALP ≥ 2 × ULN，特别是伴有 5' —核苷酸酶或 γ–GGT 升高且排除骨病引起的 ALP 升高；ALT ≥ 3 × ULN 且 TBil ≥ 2 × ULN。②排除其他导致肝损伤的原因，如病毒、免疫、酒精、遗传代谢、胆管、血管等方面的因素。③ RUCAM 评分 ≥ 3 分。④排除联合应用中有明确肝毒性或相互作用引发药物肝毒性的西药。⑤能够获取并核实导致肝损伤的中草药及其相关制剂资料（包括余留药材、批准文号、处方组成、用法用量等）。⑥能够鉴定中草药基原，排除中草药混伪品以及有害物质污染。⑦检测出体内中草药特征代谢物。⑧发生中草药及其相关制剂再激发事件。⑨检测出中草药肝损伤的体内特异性生物标志物。

治疗方面，中草药相关性肝损伤治疗方案与药物性肝损伤基本相同，即：①停用可疑药物。②保肝药物治疗，可减轻肝脏损伤、促进肝细胞再生、改善肝脏功能。常用药物：a.抗炎保肝药物：甘草酸制剂、水飞蓟素、双环醇等；b.抗氧化药物：谷胱甘肽、硫普罗宁等；c.促进胆汁排泌药物：熊去氧胆酸、腺苷蛋氨酸等。③人工肝支持治疗：可应用于重度中草药肝损伤或肝衰竭患者；对于急性和/或亚急性肝衰竭患者，应考虑紧急肝移植。

中药的肾损伤作用所致疾病以马兜铃酸肾病为主，即服用含有马兜铃酸中药导致的肾病。马兜铃常见于马兜铃、天仙藤、细辛、苍耳子、商陆等中药当中，因马兜铃中毒导致的肾损伤是一种快速进展的间质性肾炎，其特征是血清肌酐升高，并发生严重贫血及轻度肾小管蛋白尿，病理表现为低细胞间质浸润，伴有严重肾纤维化和肾小管萎缩。现代研究认为马兜铃致病机制与内质网应激反应、氧化应激、马兜铃酸—DNA加合物、细胞毒假说、缺血缺氧假说、免疫反应假说、上皮细胞转分化为肌成纤维细胞、肾小管上皮细胞坏死或凋亡、马兜铃酸生物转化等有关。治疗主要以对症治疗、保护肾功能为主。

我们认为，目前缺乏中药会增加肝肾损伤的流行病学依据，但基于我们的经验，中草药相关性肝肾损伤发病在临床上并不多见。引起中草药相关性肝损伤的原因主要有以下几点：①患者因素，即患者本身罹患自身免疫性肝病、慢性肝炎、慢性肾功能不全等疾病，或者自身为过敏体质，对中药中某些成分过敏，再或者与西药不规范联用导致药物性肝肾损伤。②药物因素，一些中药本身所存在的肝肾毒性，如何首乌、雷公藤、黄药子、川楝子等；还有一些因炮制或质量不合格导致，例如何首乌未严格炮制成制何首乌导致毒性未彻底清除，中药重金属超标也会导致肝肾毒性；此外，伪品混用也容易导致肝毒性，如误将土三七当作三七使用。③医师因素，即不合理用药，如中医师未准确辨证、盲目超量或长期使用、方药配伍不合理等，其中也不乏西医医师未在中医辨证指导下滥用中成药。一般而言，中草药相关性肝肾损伤在临床中并不常见，绝大多数情况下中药是安全的，即便出现肝损，也是以轻中度肝损伤为主，通过调整处方，必要时联用保肝降酶药物即可恢复正常。在实际临床中，药物性肝肾损伤应当以预防为主，尽量减少肝肾损伤风险。对中医师而言，应当做好以下几点：①准确辨证，合理用药。在中医理论指导下用药，在准确辨证基础上使用中药，不可偏信民间的验方偏方，尤其对临床中不常用的草药应保持戒心，慎重使用。对于有肝肾损伤风险的药物，如何首乌、黄药子、川楝子、麻黄、天仙藤、细辛、雷公藤等，药物用量当谨慎，不可为求速效盲目超量使用。合理配伍，如细辛配伍熟地黄、黄芩，青木香配伍竹叶能对马兜铃酸起到减毒作用。致损伤风险较高时，应避免多种具有潜在致损伤风险的药物合用。②以前车为鉴，详询病史。应当详询患者病史，尤其既往存在肝肾功能异常史、慢性肝病、慢性肾病、过敏性疾病等情况时，更应当仔细询问，避免重蹈覆辙，用药时尽量避免可疑致损药物。③反复宣教，指导用药。对患者应当反复强调用药的注意事项，如是否有特殊煎煮方法、不得与何药联用、中成药每次服用多少剂量、需要服用多长时间等。如确需长期服用致损伤风险较高的药物时，可定期监测肝肾功能。嘱患者出现可疑症状时应当及时就诊。

（林胜友、王文龙、张一鸣）

如何改善中药口感

　　言及中药，吾辈舌尖或将不由而涩也，中药之苦似已有定论矣。以其口感不佳而拒服者，多矣。此亦患者诟病中药之常因，笃信西医西药者亦常以此贬之也。然则，可有妙法而使良药不复苦口乎？诸君自可畅论，愿闻其详。

　　林胜友：今天我们讨论中药口感，很多患者因中药口感不佳，不愿意服用。如何让中药有比较好的疗效又有比较好的口感？

　　马景：林院长，我们努力把喝中药培养成喝咖啡一样的时尚。健脾补肾的药口感都还不错的。

　　王磊君：林院长，我刚喝了一碗三黄泻心汤，苦到头闷疼。桂枝汤类方口感一般都挺好。

　　林胜友：是的，有些中药确实口感不好，比如清肝火的龙胆草。但奇怪的是，辨证正确后使用，患者反而不会说苦。

　　代琳：记得跟师林老师抄方的时候您也提过这个事情。后来临证中也验证过了。对于对症的患者，即使有柴胡、龙胆草，患者也不觉得药苦，甚至吃完药都不需要漱口。我之前自己胃不舒服，辨证用了半夏泻心汤加减，服药后也未感到太明显的药苦。后来就很关注这件事情，似乎对症的患者都不太常提到口感不好这件事。

　　赖双玲：代老师，这个确实碰到过，有患者是这种反馈。明明用的是苦药，却不觉得苦。

齐明友：这就是所谓的"对口"吧，等患者说难以下咽时，病就好了，不需用药了。

林胜友：同感。用龙胆泻肝汤治疱疹，当患者觉苦时，多半病已快好了。中药口感不好，不只是口苦，还有说不出的不适，比如五味子。

叶蔚：林院长，口感因人而异，我自己很喜欢五味子的酸味，每年暑假我门诊有些消化不良的小学生，用健脾消食的药，他们很喜欢这药的味道，戏称喝"茶饮料"。

陈启兰：林院长，我的感觉如下：一个是选方用药对路，哪怕三黄一起上，也不苦。还有一个就是，哪怕活血化瘀药物作用很猛，比如生蒲黄、水蛭、虻虫、没药等，药味不多，不超过14味，加健脾胃的苍术、白术、陈皮或和中的大枣、甘草，也没有碰到患者说口感不好。

叶蔚：陈主任，那是因为医生要求你喝，再难吃再苦患者也会坚持的。总体来说，中药还是很难喝的。

郑文龙：《素问·脏气法时论》云："毒药攻邪，五谷为养，五果为助，五畜为益，五菜为充，气味合而服之，以补精益气。"我的理解是气、病、药，三者相应，药味入口就好，否则就不好。曾用达原饮合黄连温胆汤治疗1例淋巴瘤长期发热患者，前4天患者述药有回甘；热退第2天（第5剂），诉苦不堪咽。去年所用司天麦冬汤，今年同一人服用，诉"难喝"，而去年则是可口。今年用敷和汤，好多患者说可以接受，部分人说酸甘可口。其中好几例患者去年用过，述苦涩难喝。而敷和汤的口感，我年初自己煎了喝过，酸涩苦悉具，真不怎么好喝。4月再喝，居然味道不错。另外，急性病，短期用药，2~3天、3~5天，口感差没关系；慢性病，用到两周以上，口感就不得不考虑了。

陈启兰：郑主任，慢性病前面药重一点，病情好转快一点，后面就好考虑口感问题，适当调整。如果开始就考虑口感，好起来太慢，患者反而难以坚持治疗。我们心血管科的病证，多是先通后补、通补结合，先祛邪兼扶正，后扶正兼祛邪。治带状疱疹神经痛数例，用五味消毒饮加止痉散（僵蚕、地龙、全蝎、蜈蚣）。近期治一个可能被毒虫咬伤，局部上肢红肿结节加红斑者，用五味消毒饮加犀角地黄汤（水牛角代犀角），患者都没有反映口感问题。还有一个好办法，可以解决口感问题，就是把药性猛、口感差、对胃肠刺激性大的药物做成丸剂，一般8~14味药，6~14剂，总量1800g，做成浓缩丸360g，每天两次，每次一勺6g吞服即可。浓缩丸对慢性病证非常好用，主要是药力要够，特别受慢性胃病患者欢迎。如果药力不够，可以与其他药物配伍，同时使用水煎剂或颗粒剂。

魏燕： 学习了林院长与各位主任的经验，受益匪浅。个人感觉：①对于性味苦寒的药物，须中病即止，长期大剂量使用，患者会觉得口感不好以及胃部不适。如果是特效药非短期使用，可搭配温胃健脾的药物。例如对糖尿病患者用黄连配干姜。②对于慢性病患者，如果有功效相当而性味甘平的药物，尽量选择平性药，例如糖尿病气阴两虚者可辨证使用葛根、玉竹、太子参或六味地黄丸，丸药不仅口感好，还服用方便。③我也尝试使用甘草和大枣调口感，有些患者血糖会升高，自己体会剂量小于6g问题不大。一点愚见，请各位专家批评指正。

潘善余： 关于苦寒伤胃，我请教各位一个问题。有的老师主张饭后半小时内服药，有的老师主张饭前10分钟服药。目的都是避免伤胃。各位专家怎么看？

陈启兰： 潘主任，苦寒药物不宜多用和久用，应根据火热情况的轻重选择合适的药物，不一定非要使用苦寒伤胃的药。两顿饭的中间服药比较好，上午9点、下午3点左右。晚上睡前2小时之内不宜服药。饭后半小时服药，会加重胃的负担，我从来不建议。

林胜友： 同意陈主任说法。临床上觉得补肾阳、清肝火的药，口味重而苦。另外，某些药如木香、黄柏、五味子口感不好。中药口感不好，应从多方面分析。脾胃不好的人，自然抗拒苦寒清热的药。但更多的人可能对混浊的苦味不适应，如木香、五味子。单纯的清苦可以接受，比如咖啡。不知这个想法，各位认可否？

谷建钟： 林院长，中药有时候不是单纯的苦，我觉得是怪味，甚至是"臭味"。

林胜友： 是的，比如败酱草、阿魏就会有臭味。

沈敏鹤： 林院长，神农尝百草，知性味而治病，而今我们做中医的也需要尝过给患者开的药物，才能知药味、开处方、告知患者，提高依从性，否则患者吃不吃都不清楚，何来疗效可谈。譬如现在的淡豆豉、干姜炮制不到位，味重刺激咽喉等，患者难以接受而不得不调整药物。

林胜友： 沈师兄说得对，如果一个中医，自己从不服中药，那么对药性、口感无从体会，对患者的反应无法深度认识，不利于成为良医。慢性病需长时间中医治疗，药物口感好，有利于患者长时间服药。师兄，您对改善中药口感有何高见？

沈敏鹤： 林院长，改善中药口感我有五法：一用药替代，二改用颗粒剂替代，三改用代煎，四遵循古方配伍，五提前告知患者口味。

关新军： 个人惯用生姜、红枣，一方面矫味，一方面调和脾胃。

马景： 个人认为中药有些调味剂，比如红枣、甘草等可以酌情使用。一般建议自己煎，除非外感类药物，一般都浓煎少量服药。少用口感差、气味差的中药。主要是我们妇科调理用药大多比较和缓，患者很容易接受。

骆学新： 调味喜欢用红枣，发现患者对五味子抵触不大，所以没有特意去替代它。

沈敏鹤： 我个人喜欢用玉米须来替代红枣调味。

叶蔚： 口感因人而异，我就特别喜欢五味子的味道。

林胜友： 每个人感觉不一样，你喜欢五味子，我却对黄柏、木香很不适应。另外，有时患者反应很大，要考虑辨证问题，比如龙胆草治带状疱疹，很多患者反映不苦，当起效后就觉口苦了。另外，一些补肾阳的药，也有患者反映很苦。夏枯草在浙南夏天泡茶解暑用，口感可以接受，我小时候喝过不少。不过有伤肝作用，要注意。

朱斌：麦冬可以改善口感，但麦冬比较滋腻，有些脾胃功能不好的会觉得影响消化。

王小奇：朱主任，口感好的药物多半易助湿。

朱斌：是的，王主任，麦冬是滋阴比较重要的药，有时会改变整个方剂的功效。

郑文龙：口感问题大家讨论得好热烈，在下受教了。我也有一个问题想请教大家，《金匮要略》曰"夫肝之病，补用酸，助用焦苦，益用甘味之药调之"，这句话大家怎么理解？

傅骞：我是这样理解的，你看有没有道理：①肝体阴而用阳，体酸而用辛，辛散而酸收，辛酸相制而成其刚柔平衡之性。肝病于阴虚阳偏亢的时候，以酸收补阴之体而制其辛散过度。②辛散过亢化火，木生火，实则泻其子，苦味泻火，去心火以助酸收平肝阳。③木克土，反之，甘补土之用，正可以制肝之辛散。我以为这是治肝体、泻心火、补脾用的治未病法则。药可以选白芍、黄连、甘草。顺便发表一点浅见：我以为五行仅各以五味之一味代表是不太能用起来的。一生二，五行之中复有阴阳，以体用两味来代表，好用得多，比如肝，体酸用辛。二生三，体用两味再加个化味就是三，可生万物，实用于制方就灵活了。比如酸辛化甘。这是我看《辅行诀脏腑用药法要》的一点小体会。《黄帝内经》的"五脏苦欲补泻"指导用药的法度与《伤寒》《金匮》经方之间关系密切。我们如果在这方面有所得，组出来的方应该是"类经方"，临床处方应该是可以做到药味精简、效果明显的。

郑文龙：《黄帝内经》云：天食人以五气，地食人以五味。又云："气味合而服之，以补益精气。"这五味本是治病养人的。患者服药以后气味不合，个人认为那是处方的问题，调口感似乎不解决根本问题。另外，今年厥阴司天，酸苦的药用得会比往年多一些。同样的酸苦之药，患者喝了不舒服的并不多。相反，今年用麦冬、天冬等甘润之药，今年感觉不舒服的比去年多。这种现象多次在同一患者身上得到印证。

果玥：我有个耳鸣患者平常一点酸都不吃，今年可以吃醋了，而且我在敷和汤中用酸枣仁25g也能吃得下，现在耳鸣的声音已经基本消失了。

石森林：良药苦口，我认为对于婴幼儿来讲，口感确实非常重要；但对于成人来说，疗效才是王道。

郑文龙：石老师，我的体会是气味合，再难喝的药也好喝。气味不合，再好喝的药口感也不好，甚至难喝。

张一鸣：我对郑老师的观点也有所体会。有时我给自己开药，喝下第一口便已能大致预料疗效如何。凡疗效显著之时，石膏、黄连甚至都感入口柔顺。大抵药也遵循"同性相斥、异性相吸"原则，机体欲得药助而向愈，得助则喜，不得则厌。有时即便药与病相得，但若邪气盛实，药剂入口亦感难下咽甚至呕吐，这是邪盛拒药、药邪相争所致。我的经验是在药中佐与病性相同的药以达暗度陈仓之效，若病者寒实，我就在治寒药中佐少量寒药，如黄柏、栀子之类；若病者热实，我便在方中佐少量热药，如肉桂、生姜等，借佐药之势，引药达邪。

林胜友：谢谢大家不吝赐教，个人体会芦根是最好的调口感药，而且对整个方剂疗效影响小。

刘振东：林院长，鲜芦根的苦寒之性如果碰到脾胃虚寒的要用生姜兼治吗？口感方面个人喜欢用姜、草、枣、党参、黄精等药调整，现在看来经方都用姜、草、枣不无调味的因素吧。另外，我也感觉口感确实同辨证有关，我有个患者服龙胆草9g一点都不觉得苦。

林胜友：刘教授，芦根，药典上记载甘、寒，实际应用上，我仅单味芦根煎水，觉得还好。我是脾胃虚寒的人，不能耐受9g黄芩，但30g鲜芦根14剂没问题。我一直认为中药复方在煎煮过程中会有化学反应，另外温度、煎药时间不同，疗效也不一。所以认为单味中药各自水煎浓缩，然后合成复方疗效不好。我曾用颗粒剂治自己的感冒，觉得效果比复方水煎剂差很多。但如果是复方水煎，再制成颗粒剂，应该不影响疗效。不知上述认识对否？

石森林：林院长，关于中药制剂（包括汤剂）掩味技术，是解决依从性的一个方面，成都中医药大学韩丽教授、上海中医药大学冯怡教授团队等开展了不少研究，感兴趣的同仁，可以查看一下其发表的文章。

林胜友：谢谢。关于颗粒剂，除了成方制成的颗粒剂外，每一味中药做成的颗粒剂，我认为效果不好，平时不用。骆主任有何高招？

骆学新：林院长，中药颗粒剂的临床疗效我没把握，我几乎不用。

嵇冰：我一般认为对于口感不好的药物，建议浓煎，量减少一半，如果自煎的话除了浓缩之外，叮嘱用滤网过滤一下。如果患者不考虑本法，除了考虑使用口感好的替代药外，还可加用甘味药物，如麦冬等，我临床基本不用颗粒剂，除非患者出差带药，但感觉颗粒剂效果还是可以，就是没有饮片好。

朱斌：开过几个颗粒剂有效的。大部分中药水提成分有效，有些需醇提的中药成分的颗粒剂就要关注。比如我们科以往研究雷公藤颗粒剂，它的雷公藤甲素（需醇提）有效含量就比较少，有可能会影响疗效。供参考。

陈启兰：我夏季开颗粒剂比较多，方便。个人体会，只有需要混合久煎、补肾益精的中药时，颗粒剂疗效不佳，我会用丸药替代。心肝脾肺四系病证，大部分情况下颗粒剂疗效都还不错，尤其是心系病症处方药中有涉及先煎、后下、吞服、烊化等不同煎服方法的时候，颗粒剂就显得尤为方便了。当然，脾胃功能不好的患者，我还是开煎剂，相当于减轻了一部分脾胃的负担。

陈启兰：煎剂、颗粒剂、丸剂、膏方、代茶饮，我都有尝试自己服用，水煎剂更像是煲汤，个人体会，还是煎剂依从性最差。想想患者，还真是不容易，为了治病，也是忍常人之所不能忍。

叶蔚：上次颜老师说：水煎剂是"小炒"，颗粒剂是"盖浇饭"。丸剂估计就是"干粮"了。

陈启兰：颜老师也用颗粒剂和丸剂、膏方、外洗方等，不过他临床最常用的还是煎剂。水煎剂更像是"煲汤"。

王小奇：颗粒剂作为中药使用的一个剂型，感觉还是很好的，我们科的协定方使用效果很不错，患者易接受，医生辨证使用很方便。

林胜友：我颗粒剂使用极少，单味中药颗粒剂复合使用，机理行不通。现在推广的是厂家。学习日本中药颗粒剂发展过程就明白了……可惜缺乏大样本的对照研究。

陈启兰：林院长，颗粒剂单味药便于质量控制和统一管理。复方做成颗粒剂，日本已经走在很前面了，技术上应该是做得到的。当然我们现在单味药的颗粒剂标准还没有统一，复方颗粒剂可能就更难进行统一管理和质量控制了。我提出的想法是，能不能改进赋形剂，配方颗粒患者取走以后，自己再煎煮5~15分钟（由医生根据临床选方用药，处方说明具体煎煮时间），在煎煮过程中赋形剂能够消解掉一大部分，中药之间的相互作用、化学反应，包括新的活性物质产生等，都能够体现出来。

陈启兰：煎煮过程中发生的化学反应或者产生新物质的，单味药配方颗粒进入人体以后，一部分化学反应和新物质的产生，在人体消化系统的作用下，也是会发生的。相比于传统煎药，丢失得并不多。我们医院以及其他医疗机构代煎，根本就做不到先煎、后下等，一样影响疗效。患者自煎也存在会煎与不会煎的问题，很难标准化。疗效也难以保证。当然，颗粒剂的标准化，也是任重而道远，问题也比较多。我也想听听专家的意见。

林胜友：石森林教授是国内顶尖的中药专家，在制剂方面很有经验。石教授，希望听听您的意见。

石森林：我个人认为：①配方颗粒是现阶段的过渡产物，终将完成历史使命。②七情配伍，只有单行适用于配方颗粒，另外几种配伍形式，如药对，在共煎过程中一般会发生物质基础的变化，只是这种变化有时没有生物学意义。③中药经典名方并非全是汤剂，丸散等通常以生粉入药，而配方颗粒基本以水煎为主，显然配方颗粒不适合原方为丸散者。④日本汉方制剂、中国台湾科学中药以复方颗粒为主，比我们的配方颗粒更适合；只是涉及大陆法规问题，复方系按制剂管理，而配方颗粒则按饮片管理。⑤我们现在考虑研究适合一人一方的小批量生产装备，如果成本可以降低到可接受程度，必将替代配方颗粒。

石森林：目前配方颗粒尚无统一标准，不同厂家投料用原药材质量不一致，工艺控制也不尽相同，所以不同厂家配方颗粒与饮片的当量很难一致；即使同一厂家，不同批次配方颗粒的质量一致性也是问题……

朱斌：请教石教授，颗粒剂的质谱分析是否可作为质控的依据，怎样做质量控制较好？饮片的来源和炮制其实也有质量控制的问题。

石森林：朱主任，质谱分析主要用于成分的定性或定量分析，前者是表达"是什么成分"，后者则表达"有多少"。

朱斌：我们前期中药的临床研究也遇到了您提到的质量控制问题，如果做随机对照研究，中药复方也有这方面的问题，用颗粒剂或汤剂，怎样做好质控，能有可重复性，请您多指教，石教授。

石森林：对于定性而言，薄层色谱检测更适合，方法方便、价廉；高分辨质谱检测主要用于确定化学结构用，而定量质谱主要用于微量成分的检测，体内药物分析时可用；对于配方颗粒的质控，通常不会用质谱，虽然技术上可用。临床研究时，可以参照"标准汤剂"模式进行，即日本人研究汉方制剂时的参照。饮片的质量是一个重要方面，而影响因素很多，如产地、种植方式（农药、化肥、水质、土壤、气候等）、采收时间、产地加工、炮制等。

朱斌：石教授，请教标准方剂模式是怎样的做法？

石森林：中药注射剂用饮片要固定产地，规范种子、种植、采收、加工、炮制等，即建立 GAP 基地，以减少饮片质量的波动。核心要素：饮片要标准，煎煮方法（浸泡时间、加水量、煎煮时间、煎煮次数等）要标准，制备标准汤剂，然后测定标准汤剂中质控成分的含量，日本通常测 2~3 种成分（我们药典收载的成药一般测一种）作为参照；以后制备的汤剂或颗粒，与标准汤剂比较，允许在一定的范围内波动。

陈启兰：石老师您好，如果颗粒剂能够实现一方一制，的确是非常完美，制作过程标准化也是比较重要，当然，膏方和丸剂现在也能做到一方一制，应该说是可行的，最重要还是规范化和标准化。谢谢您，受教了。

石森林：陈主任好，接下来国家会更多支持中医药装备的，标准化更多依赖自动化装备实现，靠煎药工人很难得到保障。

王文龙：古语云"良药苦口利于病"，但有的中药确实苦不堪言，令人难以下咽。对此问题，诸位仁者见仁，智者见智。根据本人以往的工作及前人经验，总结出以下方法可改善中药口感：①择位速咽法：研究表明，舌的味觉感受器有区域分布差别，对甜味最敏感的是舌尖，对苦味最敏感的是舌根，对酸味最敏感的是舌的两侧，而对咸味最敏感的是舌尖和两侧。因此，苦味药物在舌根不应停留过久，假若在舌根停留过久，就会觉得吃药特别苦，故可选用大号吸管或汤匙直接将药液送至舌根顺势快速咽下，一口气喝下汤药，让药液直接进入咽喉，避免药液接触舌根部的味蕾，以最大程度地减少苦味。备注：年龄太小的孩子或有吞咽障碍的老人不宜使用这个方法，以免饮用时不慎导致呛咳。②适度控温法：中药的服用讲究"寒者热之，热者寒之"。但苦味中药的服用可不拘泥于此。研究证实，正常人口腔内的温度为 36.2~37.2℃，味觉神经纤维大多分布于舌面。当中药汤剂的温度与舌面温度相近时，味觉神经便会处于最佳工作状态，对五味的感知最灵敏，此时喝汤药味道最苦。当汤药的温度高于 38℃ 或低于 36℃ 时，味觉神经不太灵敏，苦味就会减弱，不太苦口，有利于吞咽。不过，汤药高于 38℃ 有可能会烫伤口腔黏膜，因此 20~36℃ 是最好的选择。应注意的是，中医对汤剂的冷服热服也颇有讲究。如解表药宜温服，祛寒药应热服，解毒药、止吐药、清热药宜冷服。③凉水漱口法：味蕾受凉水刺激时，对味觉的敏感度会降低。因此服药后用凉水漱口，可使苦味迅速减轻。然后再喝适量温开水，这样既有利于胃肠道对药物的吸收，又可在一定程度上缓解药液的苦味；也可用糖水漱口，漱口完把糖水吐掉。④控制时间法：研究发现，一天24小时内人体吸收药物的"黄金时间"分别在上午8~10时、下午2~3时，这个阶段正是机体新陈代谢最旺盛的时候，在此时间段内服药可轻微降低中药苦味的口感，药物的苦味不容易对机体产生明显的刺激反应。而饭后半小时以上服药不仅可以防止恶心、反胃，还能减轻药物味苦的感觉。

林胜友： 至此，把解决口感问题讨论了，顺便也明确了中药颗粒剂的问题。谢谢各位。根据各位思路，尤其是沈院长的提示，如何改善口感，体会如下：①用药代替：口感很差的中药比如龙胆草、川楝子用于清肝火时，用其他药（如焦山栀、淡竹叶、夏枯草）代替，但存在问题，可能影响疗效。也可以根据被代替药的功效性味选择，如五味子用于安神作用时，用同类安神药代之，如取其收敛作用时，用其他收敛剂代之。②用加味中药改善口感，我多用甘、平、淡味的药，如芦根（鲜品用30g）、薏苡仁，也可用黄精。不用甘草，有人反映甘草味甘但腻而不清，口感不好。③稽冰主任经验：口感不好的药物，建议浓煎，量减少。一般如果自煎的话除了浓缩之外，叮嘱用滤网过滤一下。另加用甘味药物，如麦冬等改善口感。④提前告诉患者，这点很重要，临床上有个现象，一些患者刚开始服中药时觉得难喝，一段时间后适应了。如果医生知道所开中药口感情况，事先告诉也是很有必要的，比如旋覆代赭汤，事先告诉患者，中药颜色是砖红色的，患者接受度就高很多。⑤把联系电话告诉患者或家属，保持联系。随时可以解释了解情况，甚至避免异常情况发生。曾患者半夜家属打电话，说患者腹泻很厉害，泻得起不了床，问中药还要不要吃。一了解，代煎中药包装袋已经发胀，中药口感发酸，没保存好，变质了。马上叫他停药，做相应处理，从而避免了后续风险。

【小结】

据 2015 年版《中华人民共和国药典》统计，仅一部正文品种收录的共 1493 种中药成方制剂和单味制剂中，就有 80% 以上的性状被描述为具有不同程度的苦味、涩味等不良口感。基于研究统计显示，在临床处方常用的中药当中，寒凉药味苦者占约 64.8%、温热药味苦者约占 32.7%，即便平性药当中亦有约 38.7% 为苦味药。由古到今流传下来的中药方剂成千上万，而在临床中根据病情还需要加减组方，如此导致中药味道口感千差万别，也正是这种原因导致中药常常会出现更为复杂的不良嗅味。虽言"良药苦口"，但随着生活水平提高，人们对生活质量的追求与日俱增，在治疗疾病同时也对药物的口感提出更高要求。若中药苦涩的口感得到改善，将有利于增加患者依从性，提高临床疗效。

中药饮片主要来源于植物和动物，而存在于植物中的部分化学物质具有特殊的苦味、涩味，动物源性药材则往往带有动物组织的腥臭气味，使中药饮片具有苦味、酸味、涩味、腥臭气味等不良口感。这些不良口感通过炮制手段可以被部分去除或改变，也有一些中药的炮制步骤可能增强或引起不良口感（如胆南星），这种不良口感大多遗留在汤药当中。其中，苦味代表药物有黄连、黄芩、黄柏、龙胆草、苦参、穿心莲等；酸味代表药物有乌梅、山楂、山茱萸、五味子、细辛；涩味代表药物有五倍子、槟榔、半夏、仙鹤草；咸味代表药物有芒硝、鸡内金；有刺激性气味的药物有薄荷、荆芥、广藿香；有厌恶感味道的有石菖蒲、桔梗等；此外，还有败酱草、地龙、水蛭等有不良气味药物。

中药制剂的掩味、矫味技术是当前中医药相关领域内一大研究热点。基于现代研究成果，目前对于中药液体制剂的掩味方式包括加入掩味剂掩味、加入苦味阻滞剂掩味、加入口腔麻痹剂掩味、制备包合物技术掩味以及联合多种掩味技术掩味等多种方式。常用的矫味剂主要有纽甜、木糖醇、糖精钠、阿斯巴甜、环拉酸钠、甜菊素、蔗糖、谷氨酸钠、氯化钠等，通过加入矫味剂混淆大脑对苦味的感受，降低中枢对苦味感知，使苦味容易被患者所接受。加入苦味抑制剂掩味的原理主要在于苦味抑制剂可以阻塞苦味受体和截断苦味信号传递，进而使得药物的苦味得到掩盖，对于中药固体剂型，常用的矫味技术有制粒技术掩味、包衣技术掩味、调控制剂 pH 技术掩味、药物结构修饰技术掩味、制备固体分散体技术掩味等。

我们认为，改善中药口感问题，可以从以下几个方面入手：①在不影响疗效的前提下，酌情加用具有矫味作用的中药，多用甘、平、淡味的药，如芦根（鲜品用 30g）、薏苡仁、黄精、甘草、甜叶菊等。②替换不良口感药物，例如龙胆草、川楝子用于清肝火时，用焦山栀、夏枯草等药代替，但可能影响疗效，可适当增加药量或延长疗程以保证疗效。③对不良口感药物，建议浓煎减少口服药量，降低味觉刺激。④对药汤中渣较多的情况，可以选择滤网过滤。⑤提前告知患者，使患者做好心理建设，可提高对中药不良口感的接受度。⑥掌握适当吞咽技巧，择位速咽法、凉水漱口法、适度控温法、控制时间法等，可以减轻味觉刺激，减少味蕾与刺激物接触时间，从而起到改善口感作用。⑦部分中药口感不良情况可能与中药变质有关，须提前知会患者，注意保存，一旦发现中药袋胀袋、口感异常发酸等可疑变质情况，应立即停药。

（林胜友、王文龙、张一鸣）

如何在跟师过程中快速掌握老师经验

　　中医学者，经验医学也，学识、经验并重，必长汲取经验于临床也。自古以来，皆以师徒薪火相传也。今虽广以本科之教为主，临床亦重师传也。欲成名医，从师抄方，断难缺也。然则，何以速得师传，而为己用？

　　林胜友：今天，大家交流一下，如何才能在跟师过程中高效、高质量地学习老师的学术经验。

　　王瑞明：最近在看老师推荐的《中医师承实录》，感觉跟科班学习的知识还是有很大的区别。书中与教科书不同之处多引经据典，寻找理论依据。我想跟师抄方或者传承首先是传，然后才是承，先要全盘输入老师的经验，随着经验和临床的丰富，再结合自己的体会去承，成为自己的东西再去输出。

　　成文武：要想更好地传承老师的学术经验：其一，要让老师说，光看看不透，特别是老中医；其二，要看老师做，跟老师上临床很重要，看对患者如何处理，特别是疑难杂症，每一个患者就是一份教科书；其三，要把自己的实战和想法与老师沟通，找相同点和不同点。这是我个人观点，仅供参考。作为学生，一看，二问，三做，四总结，五再做，循环往复，或可成就。

　　林胜友：骆院长有什么体会与高见？

　　骆学新：林院长，带教过程中感觉学生们虽然渴望学到老师的临床经验，但跟师学习方法这一块比较欠缺。我们自己同样也渴望学习前辈和同道的宝贵经验。特别是到了一定的境界，感觉就差那么一丁点儿，好比窗户纸一点就能破了。所以，看书也好，参加学术会议也好，特别关注这一块内容，非常宝贵。跟师抄方就是尽量融入老师看病的境界，揣摩老师的辨证、处方、药物加减，甚至剂量等，如果能做到与老师同频共振就太好了。

林胜友：群里很多优才，现在忙于跟师，请你们谈谈如何与老师形成同步，努力向老师的思维接近。

王哲藤：林院长，窃以为为师者主在引导。遍观诸师，有擅于论理而疏于临证者，有善于临证而不苟言语者，能施教并擅临证者少，能施教并擅临证且愿意教者更是少之又少。所以不能也不敢对老师有太高要求，老师能把握大方向，能在关键的点给予引导就足够了。学则当知如何学习，先确定学习的目的，不管是专科还是杂病方向，其目的都是要能建立起个人对疾病的认知框架，这样才能确保来一个病，即便不是很了解，治疗起来也不会太离谱。中医流派杂乱纷呈，各种观点更是数不胜数。药证、方证、扶阳、气化、运气甚至学院派路子，各流派之间又还有很多分支。有人从药入手，有人先入针道，有人以证验方，有人只谈脏腑八纲也能解决一些常见疾病，重点还是要找到一个适合自己的学习方式。当然还是要先通读百家，不求精研，能够知道大概各家讲的是些什么东西，这样老师指点起来才能一点就通。后期则具体到临床上的心得和反复验证。现在已经不是衣来伸手、饭来张口的时代了，不能指望老师一点点手把手教。

林胜友：为什么会这样，觉得有点不妥。师故还是学生故？

王哲藤：手把手教，容易复制，以引导为主则相对是鼓励思维发展。

林胜友：王主任，我们的问题是不论师如何，不论师传与不传，而是在跟师中如何可以学到老师的所长与临证精华。

王哲藤：林院长，我想表达的是，先建立个人的认知体系，然后才能把大家的精华纳进来。能够完善自己的框架，能够变成自己的东西，才是真实的。变成自己东西的前提，得先有个人的框架认识。

章勤：林院长，我是 1997 年第二批全国老中医药专家学术经验继承人，1997 年前我一直从事西医妇产科工作，虽然毕业于中医学院，中医方面其实是一片空白。2008 年参加第二批全国优秀中医临床人才项目时跟过两位国医大师，当时我每天门诊量已经很大，有两个不同阶段的学习，有一些体会。第一阶段是全盘学习，每天把所抄的方子进行整理（这个很重要），有意思的案例写成跟师笔记，不懂的用药去图书馆找资料慢慢消化，觉得有特色的可以写成月记。老师年事已高，门诊结束已很疲惫，想与老师探讨的问题就总结成老师的经验论文让老师修改，这个时候老师会谈一些用药经验，纠正文章中的不妥之处，三年中我写了 6 篇论文，后来都发表了。第二阶段，到慢慢熟悉老师用药规律时，一定要在老师报出药名前先开始写药味，这样可以看看自己的思路是否和老师一样，也可以趁机和老师探讨为什么没用自己心里想的那味药，时间一长和老师的用药习惯就一致了，积累多了可以写老师经验的专著，这又是和老师探讨问题的好机会。

王小奇：章主任，有如此作为与你深厚的西医基础是分不开的，现在很多中医生西医基础欠扎实，过早否认西医学的知识，一味追求中医古训。

章勤：王主任，西医基础会让我们更清楚中医在解决什么问题，和患者沟通更到位，只是 10 多年的时间太久了一点。

叶蔚：林院长，我跟师的经验不足。谈一点点体会。

1. 有的老师是有学术思想和系统理论的，像俞尚德老先生，我是先看他以前的书和文章，除了跟师，平时到他家交谈，再把他的学术思想进行总结，再沟通，有能力的话再提高。《内经知要选讲》和《俞氏中医消化病学（第三版）》就是这样完成的。

2. 有的老师没有很系统的理论，但临床经验丰富，对某种病有独特的疗效，有自己创立的方剂。那就在跟师过程中仔细观察，回来慢慢琢磨，再结合经典中的理论，分析思考。然后自己在临床试着用。

3.有的老师没有自己的理论，也没有自创方剂，但善于把经典方剂运用得很好，疗效也很好。其原因大概是在辨证上功夫深，那就多学他的辨证。

4.有的老师对某几种药的性味、功效等驾驭的能力很强，就学他的这些用药特点。

三人行，必有我师，点点体会，请大家批评指正。

林胜友：叶主任讲得很对，寸有所长尺有所短，三人行必有我师。中医界可谓人人皆可为我师，故师也有三六九等之分，跟师学习，要了解分析老师特点，才能用心学到老师所长，这样才能提高效率。

郑文龙：林院长，我谈谈我的体会：我从大学三年级开始跟诊，先后跟随过十多位前辈，其中也有好几位知名大家。感觉跟师可以分为几个阶段：第一阶段是习用阶段，这个阶段主要是背汤头歌诀、熟悉方药使用。当年吴敦序、姚玉兰两位老师要求学生至少背200首方剂，否则就不要去跟诊。所以那时候背下了常用方剂，对临证加减有了初步认识。这个阶段对验方、秘方特别感兴趣。第二阶段是读硕士以前，主要是学习专科专病的用方及随证加减。这个阶段对处方应用开始熟悉，对疾病的治疗不放心之处也多起来，开出的方子也开始变得庞杂。就好像是江南七怪临敌，尽管集体作战，却各施各的武功。第三个阶段是读硕以后，曾开一张治疗湿浊的方，方中配伍了平胃散、五苓散、六一散等药，华西李廷谦老师给我当头一棒，"你把苦温燥湿、淡渗利湿和芳香化湿药一起用，方子有效，你不知怎么起效；方子无效，你不知道哪里不对"。于是我开始注意方子的有所为有所不为，关注重点要解决的问题。到了博士阶段，这个特点变得更加明显，应手而愈的病案也开始多起来，但是碰到顽固、复杂病例，总觉得可用的方法不多。就好比全真七子，稍遇顽敌便施七星阵法。目前的阶段是入了龙砂门以后，问诊、诊脉开始关注天人关系，用药关注疾病背后的主客加临、气机升降。跟诊时也不再关注一方一药之技，而重在分析六气与三阴三阳的关系。所开方子简单了很多，药味从三四味到二三十味不等，但针对性明显提高。个人觉得还有一个阶段要跨越，那就是融汇脏腑八纲和六气辨证。到底后面应该怎么走，还需要在以后的学习和临证中体悟。

杨晨光：看大家讨论，颇多受益，补充一点浅见：老师常用的方，可以作为引子，在抄方的同时，对老师习用的方子溯本求源，读最早创方或者善用此方的古人的东西，对老师的传承、发展会有更深的理解。如老师善用补中益气汤，李东垣《脾胃论》则为必读。

林胜友：溯本求源，同意杨主任的意见。丁彩飞名医你也应该说说。

丁彩飞：林院长，我基本上都在看，因为自己学念肤浅，恐误导他人。

林胜友：你是省名中医，不应谦虚，把你的绝活也展示一下。

丁彩飞师：林院长，我前十年因为在病房都是搞的西医，后来去北医三院进修回来建立了生殖医学科，这十年期间基本上中医、西医一起用，后十年基本用中医治疗。用了中医治疗后，西药已用得很少了，感觉中医确实博大精深，自觉在临床诊疗上虽取得一些疗效，但要拿出来给大家分享，还需要一段时间总结。希望你主持的这个学术群一直办下去，对大家很有帮助。

林胜友：谢谢，我希望最后成书出版，是一本反映中医临证真实世界的书。也请各位学习时，先不要发表文章出书，出书时会征得发表高见者同意，免费学习，尊重知识产权。

林胜友：关于跟师学习，我觉得：

1.首先要把老师的所有文章看过，明白老师的特长与优势，这样学起来目的明确。我跟陈意老师时，知道他看干部比较多，治疗胃肠湿滞、肝胆湿热的患者很有特长，所以跟他临证3个月，弄懂了他在这方面的思路与用药，受益匪浅。

2.在临证时按老师的思路，自己也要思考，正如章勤主任说的，先写出药或思考方、药，然后听老师所出，尽量学会老师思路，越像越好。初学者一忌跟师临证时心不在焉，二忌自有主张。应该尽量与老师思路一致，在以后的临床中再根据疗效及其他老师经验，逐步提高。记得跟吴良村老师时，我是先看患者，写好方药，然后老师改，晚上回家思考为什么不一样，下次再提问，收获很大。

3. 跟师临证，各师各不同，有的会说会问，有的什么都不说，这要求学生要情商高，只有好的学生、勤劳的学生，才有肯教的老师。这应该是跟师的基本。

4. 能成为我们的老师，肯定有比我们优秀、先进的地方。跟师临证时，不管老师说与不说，只要我们勤总结勤思考，有些内容我们还是可能知道的，尤其是"异常之方、药"。比如处方中有药物与方义不合者，比如剂量异常大或异常小的药物，比如老师交代患者的异常煎服法。另外，高重复的方药，一定是老师的经验。这些情况首先要思考，自我解释，再问老师，这样弄懂后就可以提升自己的功力了。

5. 跟师多的人，要学会比较，同一病证，两位老师方药有差异，通过比较可以提高认识。我当年跟蔡兴培、蒋文照两位老师，蔡老师善治肝病，蒋老师善治内伤杂病，两位老师均是超级专家，但治肝病方药有差异，通过比较，收获很大。

6. 要学会看别人的处方，我们医院电脑中，均可看到别人当天的处方。有针对性地分析别人的处方，关注高频方剂，组方中的异常药物、异常剂量，往往是经验精华所在，然后找个风和日丽的日子当面请教。

7. 跟师时一定要注意力集中，对复诊患者，要关注患者的症状及主诉，看老师更换的药，然后弄明白为什么更换。老师的一些用药经验往往在此时出现了，这就是精髓所在。

【小结】

古语有云："师者，传道授业解惑也。"自古以来，中医传承在于口传身授。跟诊是极富中医特色的传统学习方式，通过跟随前辈接诊患者，在耳濡目染间可体会老师诊疗思路，学习临证经验，明悟学术体系。尽管当今中医教育已进入课堂，但传统的抄方跟诊学习方式仍是不可替代的。我们认为，要想在跟师过程中快速掌握老师的临证经验和学术体系，可从以下几点入手：①调整心态。首先要保持虚心求教的态度，所谓"三人行必有我师"，寸有所长，尺有所短，要积极学习跟诊老师在临证处方中的长处，不懂之处随时请教。②在跟师学习开始前对老师的学术思想形成初步印象。主要可通过查阅老师历年来发表过的学术论文和专著等文字资料获得，公开讲座等影音资料亦可，重点是能够体现老师学术特点者，在查阅过程中了解老师主要学术思想，明白老师的特长与优势，以便在跟诊过程中带有明确目的性地学习，掌握重点内容。③在跟师过程中要多看、多听、多想。注意观察患者，收集望闻问切四诊资料，包括症状表现、舌苔脉象等，倾听老师与患者的交流，观察老师处方，思考老师诊疗与处方思路，尤其是"异常之方、药"，比如处方中有药物与方义不合者，比如剂量异常大或异常小的药物，比如老师交代患者的异常煎服法。另外，高重复的方药，一定是老师的经验所在。比较自己与老师的差异，从中学习老师经验。④多与老师沟通交流。在跟诊过程中遇到不懂之处及时请教答疑，在诊间休息时也可多与老师聊聊，了解学医经历，知道老师曾读过哪些典籍，受哪些典籍或思想影响最为深刻，以便溯源学习。⑤多总结，可以以周记月记、统方分析、临床经验总结等形式进行，将所学付之笔端，整理出思维过程。

（林胜友、王文龙、张一鸣）